医学检验我知道

吕 京 主编

科学出版社

北 京

内 容 简 介

随着全民文化素养的普遍提高，在病症、诊断以及医护措施方面，很多人都具备或多或少碎片化的医学知识。但人体是复杂的，如果不当解读这些知识，可能会给自己或他人带来风险。如何让人们更准确地去了解这些医学知识，我们希望提供一本"高阶"的科普读物，同时，内容要足够广和深，还要通俗和接地气，更要吸引人，这是一个很大的挑战。本书是由实战经验丰富并在一线工作的检验医学专家试图在"高阶"科普读物领域做的一次尝试，深入浅出地介绍了有关医学检验的相关知识，共9课，每天用10～20分钟学习一课，9天时间将帮助您对医学检验有一个比较系统的认识。

本书适合忙碌又想快速得到全面、客观医学知识的职业人群和广大家庭阅读参考。

图书在版编目（CIP）数据

医学检验我知道 / 吕京主编 . —北京：科学出版社，2021.3
ISBN 978-7-03-068427-1

Ⅰ.①医… Ⅱ.①吕… Ⅲ.①医学检验–普及读物 Ⅳ.①R446-49

中国版本图书馆CIP数据核字（2021）第049045号

责任编辑：罗 静 岳漫宇 刘新新 / 责任校对：申晓焕
责任印制：吴兆东 / 封面设计：无极书装

科学出版社出版

北京东黄城根北街16号
邮政编码：100717
http://www.sciencep.com

北京虎彩文化传播有限公司 印刷

科学出版社发行 各地新华书店经销

*

2021年3月第 一 版 开本：720×1000 1/16
2021年6月第二次印刷 印张：7 1/2
字数：151 000

定价：108.00元
（如有印装质量问题，我社负责调换）

《医学检验我知道》
编写人员名单

主 编

吕 京

编 写

季伙燕　孙慧颖　戴亚萍　刘 倩　杨伏猛

审 核

吉建民　杨 惠　邓新立

《 序 一

　　检验医学支撑了现代临床医学。作为一名临床医生，为每一位就医的患者选择合适的检验项目和解释评价检验项目的结果是必备的基本技能之一，这需要长期的学习和修炼。作为一个患者或可能的患者（每个人都有可能成为患者），对于主管医生开具的检验申请项目要如何准备常常表现出一脸茫然，对于拿到的一大沓检验结果或数据也难以准确而清晰地理解，这似乎是常态。

　　我从事医学检验近 40 年，当主编把他的这本新作推荐给我的时候，我的眼前一亮，最难写的医学类科普著作在他的笔下变得简单、易懂和有趣，我是爱不释手，一气读完，同时，在读完之后又有一种强烈的冲动想推荐给大家。

　　每个人的一生都不可避免地与医院、检验科、检查科室和药房产生关系，甚至可以认为几乎我们每个人的人生起点和终点均在此处。没有例外的，每个人都希望得到最好的医疗服务，包括当地的、本国的甚至全世界的最佳医疗服务。

　　有人认为最佳的医疗就是最好的医生，其实最佳医疗平台与最好医生的结合才是提供最佳医疗服务的保障。你知道吗？最佳医疗平台的60% ～ 70% 是检验医学平台，简单地说就是检验平台。除此之外，还要取决于患者对医学、检验医学的理解、沟通和配合能力。这种能力不仅是没有医学背景的人需要的，就是医生自身也是需要的。我想这就是我把这本书推荐给各位的理由。

华西第二医学检验中心　　杨　惠

2020 年 7 月 15 日于成都

〈 序 二

　　我们平常说的"化验"，属于检验医学。近年来，随着科技特别是医学的进步，检验医学也得到了很大的发展。医学检验也在临床医学中得到了更广泛的应用，我们去医院看病，几乎每次都要化验。然而由于医生、检验工作者、患者等方面的原因，或者就诊流程的原因，患者对检验的意义、检验准备、检验执行过程及检验结果的应用还有很多疑惑，而医学检验工作者、医生提供的解答或者医学检验的专业书籍，通常不易被缺乏医学背景的患者所理解。

　　良好的医疗需要医患的良好配合。介绍医学检验的科普书籍不少，如何用通俗易懂的语言、现实的场景，活灵活现地介绍检验科的工作，且被百姓和医生所认可，是一个难题。

　　当我收到本书主编发给我的书稿后，我一口气读完，不仅是因为该书对医学检验的介绍全面、精炼、生动、幽默，对普通百姓常见问题的"把脉"准确，既有剖析和解答，又非常实用，而且，作为从事检验医学工作的专业人员，通过该书也可以更好地了解患者的需求，并可以换位思考，不断改进和提高检验工作水平。

　　该书是在检验医学领域如何写科普读物的一个很好的尝试，非常值得大众包括医护工作者作为案头书阅读。

解放军总医院　邓新立

2020 年 8 月 8 日于北京

〈 写在前面

不管是自己或是陪同家人，我们每个人一生中总要去几次医院，去医院又免不了去检验科。近20年来，医学发生了巨大的变化，进入检验医学和精准医学时代，医护过程更加依赖检验结果，更加精准。

随着文化素养和科普知识普遍提高，人们需要更深入的科普读物。特别是在生命健康领域，病症、诊断、医护措施等与个人的体验息息相关，人们普遍具有许多碎片化的医学知识。但人体是复杂的，如果不当解读这些碎片化的知识，可能给自己或他人带来风险。如何为每个家庭提供一本"高阶"的科普读物，内容要足够广和深，还要通俗和接地气，更要吸引人，是一个很大的挑战。

本书组织了实战经验丰富并工作在一线的医学检验工作者，试图在"高阶"科普读物领域做一次尝试。完成初稿后，我们请医学检验的权威专家、职业白领、普通百姓、出版社编辑等进行了试读，得到了很好的"点赞"、鼓励、意见和建议，我们几易其稿，甚至推翻重写，终于形成了一本大家基本"满意"的读物，并得到了吉建民老师、杨惠老师和邓新立老师的鼓励。在此，诚挚地感谢专家、各位参与者和科学出版社。

写作永远是遗憾的艺术。我们想先大着胆子迈出一步，也恳请读者们给我们提出批评和建议，您的意见将激励我们不断前行。

医学是发展迅速的学科，也是不确定性强的学科。任何诊断和医学措施均是动态和基于个体特征的，所以，本书提供的内容是为了帮助读者阅读和理解医学检验，并不一定适用于每个个体，本书秉持的宗旨是

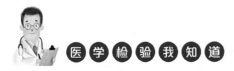

提供一种对事物的认知模式。

医学不仅仅是科学和技术问题。医生和患者需要换位思考，医患沟通好了，医护的效果就显现了。

吕　京

2020 年 9 月于北京

〈 目　　录

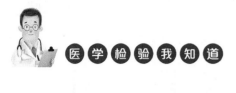

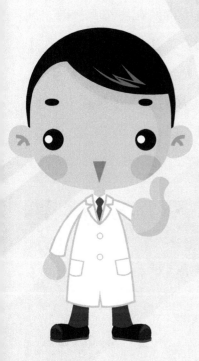

第 *1* 课

为什么做医学检验

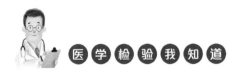

父亲老王最怕抽血，从小就晕针。好在他体质很好，几乎没怎么去过医院。现在年纪大了，去医院的次数也慢慢多了。每次去医院前，都要问问在市人民医院检验科当主任的儿子小王，是不是又要抽血化验啊，以前的老中医摸摸脉就行了，可现在什么都要靠机器。

王医生：要不要抽血化验要听医生的，就是我去看病也要听医生的，做哪些化验是大有学问的。一定要准确了解人的身体甚至心理的变化，才能更好地治疗。您不是老给我讲爷爷当侦察兵时"抓舌头①"的故事吗，抽血化验和"抓舌头"了解敌方情况是一个道理啊。我给您看个数据，看完后可别吐槽我们医生啊。虽然现在已经进入精准医学时代了，可是人太复杂了，我们对疾病的认识也是逐渐深入的。

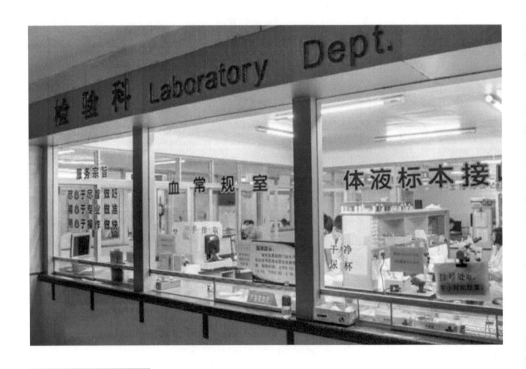

---

① 注："抓舌头"，"舌头"是指能提供敌方情况的人。

老王接过儿子的手机：

数据显示，误诊例数最多的是低血糖症。糖尿病患者在治疗过程中容易出现低血糖症，如果误诊可造成患者心脑等器官的损害，甚至威胁到生命。准确、及时监测血糖浓度是做出正确医学决定的基础。

老王：真是吓一跳啊。这么高的误诊率，我还要不要去医院了？你什么水平啊？

王医生：疾病诊断的复杂程度不一样，误诊的原因有很多，上面的数据是根据文献统计的，并不是您去看医生的误诊率。但无论如何，患者听医嘱、配合医生检查对减少误诊很重要啊。

老王：什么"遗嘱"？

王医生：哈哈，就是听医生的话。

老王：这年头，儿子是爹……

疾病名称	总文献数	总误诊例次	误诊率(%)
低血糖症	447	7530	32.26
甲状腺功能亢进症	459	7348	29.65
甲状腺功能减退症	400	5478	37.20
甲状腺癌	112	2558	29.84
痛风	98	1906	43.92
亚急性甲状腺炎	100	1840	31.66
糖尿病酮症酸中毒	151	1448	26.25
慢性淋巴细胞性甲状腺炎	48	908	65.46
腺垂体功能减退症	71	575	46.93
糖尿病	45	485	25.00
高渗性高血糖状态	39	385	32.53
胰岛素瘤	67	266	55.70
甲状旁腺功能减退症	52	252	63.55
甲状旁腺功能亢进症	52	218	26.73
原发性醛固酮增多症	35	153	70.33
合计	2176	31350	

引自《中国误诊大数据分析》、《2018医疗数据统计分析报告》

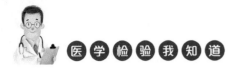

医生怎么说：

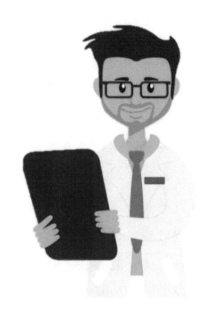

　　医学检验科主要承担着急诊、门诊、病房等患者的各种人体标本的检验工作。

　　医学检验是精准医学的基础，根据检验结果为疾病的预防、诊断、治疗、监测、研究等提供科学依据。

　　医学检验还可提早发现一些症状不明显的疾病。早诊断、早治疗对疾病预后、战胜疾病、减轻患者痛苦和经济负担特别重要。

　　有些医院的检验科还开展科普讲座和义诊服务。

　　我们去医院看病，经常会遇到医生说先去化验个血吧，这就是检验，俗称"化验"。拿到的报告单就是检验结果。

　　王爷爷咳嗽好几天了，王奶奶不放心，拉着爷爷去了医院。我们来看看王爷爷、王奶奶在医院都发生了什么？

大爷，先化验个血常规吧，拿着化验单找检验科采血……

啊？还要查血，就有点咳嗽，开点药就行了嘛！

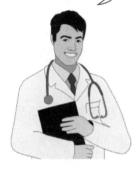

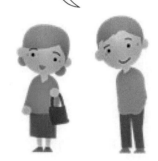

大爷，不是这样的，咳嗽是一种呼吸道症状，可由感染等很多原因引起，不同的原因要使用不同的药物才能有效地对症治疗，化验血常规是为了快速获得机体综合状态的信息，根据需要，我们还有很多特殊的检测，包括病毒核酸检测等。

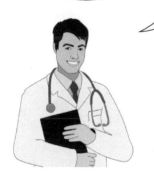

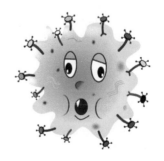

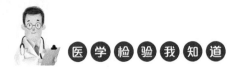

　　医学已经从经验时代进入实验室时代了。检验离不开临床实验室，也就是人们常说的"化验室""检验科"，又称"医学实验室"，负责对从人体获得的各种样本进行生物学、微生物学、免疫学、化学、免疫血液学、血液学、生物物理学、细胞学、病理学等的检验。检验科出具的不同检验项目的检验结果为疾病的诊断、预防和治疗，或对健康状况评估提供信息，尤其是随着科技的发展，疾病的诊断与治疗在很大程度上要依靠检验结果，临床检验已成为疾病诊断、疗效评估和健康状况监测的重要手段。

　　在新冠肺炎疫情期间，病毒核酸检测对判断病毒感染、病情进展、开展药物和疫苗的临床试验、流行病学调查是必不可少的，发挥了重大作用。

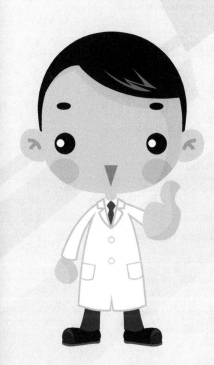

第 2 课

了解医学检验流程

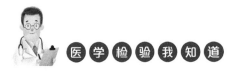

　　医院的检验流程是一套严格设计的工作程序，要方便患者，保证检验的质量和保证人员及环境安全。国际和我国都有相关的标准，总体上讲分为门诊患者和住院患者检验两大流程（图2-1），门诊还可细分为常规门诊、急诊、发热门诊、特殊门诊等。

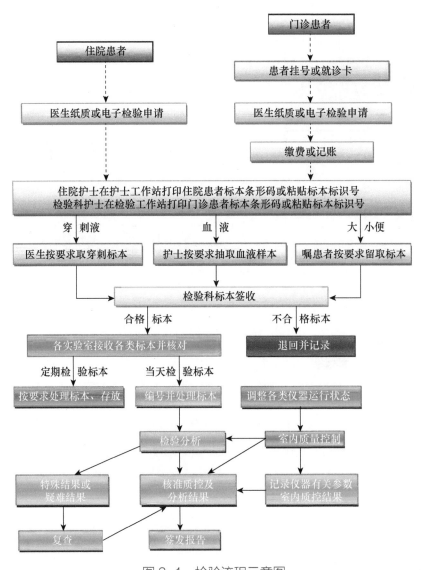

图 2-1　检验流程示意图

图片来源：http://www.51wendang.com/doc/a42f890dfd856337b9312c61453e4679bb24b6c6

　　每个医院会根据自己的特点，包括建筑特点和科室布局，精心规划适合自己特点的检验流程。目前，医院的服务意识越来越强，各种标识、自动语音 / 图像服务、自助缴费、自助取检验报告和人工服务等配备齐全，患者一进入医院，就会得到全方位的向导服务，也包括各种医学咨询服务（图 2-2，图 2-3）。

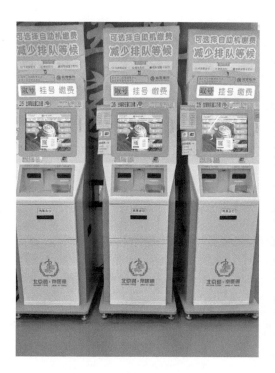

图 2-2　自助挂号缴费机

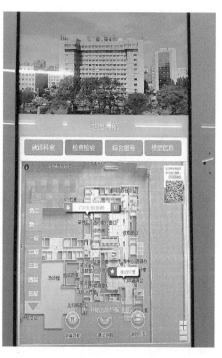

图 2-3　医院 3D 导航系统

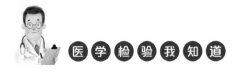

为什么我的化验单还没有出来？

　　老王刚抽完结核感染 T 细胞检测的血，抽血人员告诉他明天下午四点取报告，请他按好棉球，在休息区按够 3 分钟再离开。

　　在休息区，他遇到邻居李大爷。

老王：老李，你怎么也在？

李大爷：我有点感冒，医生让我做个血常规，抽血的人跟我说等半个小时拿报告。

　　老王心想：那我半个小时以后也去问问，说不定报告也出来了。这样下午我就能去接孙子了。

　　半小时后……

老王：这位同志，为什么我的化验单还没有出来，其他人都拿到了。

抽血人员：刚才我不是跟您说明天下午四点取报告。

老王：凭什么别人能拿，我就不能拿，哼！

抽血人员：大爷，其他人做的项目跟您的不同啊。您看，我还要给后面的人抽血，我请我们主管来跟您解释。

主管：大爷，首先请看，您刚才抽血拿到的管子就和那位病人不同，他的是紫色帽子的管子，您的是绿色帽子的。这些紫色帽子的管子是做血常规的，直接上机器检测，一般半个小时内报告发布，但遇到异常需要推片复检的样本，报告会延期，我们会通知到患者本人。

　　这些绿色帽子管子当中也有您的，将会送到实验室一起处理。经过两个小时的前处理，将会提取单个核细胞，在二氧化碳培养箱进行 12 到

18 小时的培养。明天上午再经过两个小时的处理，才能看到结果。

老王： 凭什么给我戴"绿帽子"？

主管： 哈哈，大爷您真幽默，这是颜色管理，是给不同项目的试管戴不同颜色的"帽子"，可以加快速度和减少出错啊。我呢，今后也要小心用词。

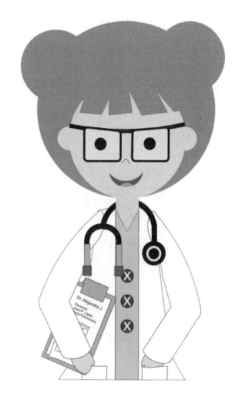

老王： 哦，那明天上午你们就能拿到结果了，为什么要我下午来？

主管： 您先别急，因为这个项目比较特殊，结果出来之后需要一一登记，录入我们的系统；还要由另外的工作人员审核，保证结果的准确性才能发布结果，这些都需要时间。所以才请您明天下午来拿报告。您放心，如果出现什么需要紧急处理的情况，我们会第一时间处理的。

老王： 原来如此，麻烦您跟我解释这么多，谢谢。

　　第二天下午老王拿到报告，正好看到主管在，上前发问。

老王： 您看我的报告怎么样？

主管： 根据报告，您结核感染 T 细胞检测的结果是无反应性。阴性和阳性对照孔的斑点数也符合检测标准，感染结核的可能性不大。您可以找您的开单医生结合您的临床表现，综合分析，给出治疗方案，如还有疑问，您可以来找我。

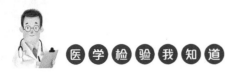

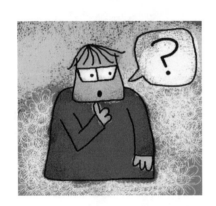

认识检验流程

　　化验不就是把我们的血放进机器里测一下就好了吗？干嘛还需要那么长时间。很多患者不理解为什么要等那么久才能出结果，我们来看看检验仅仅是把标本放进机器里那么简单吗？

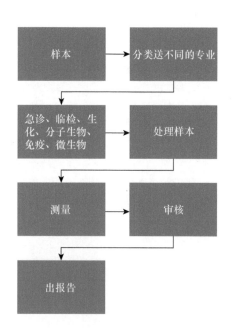

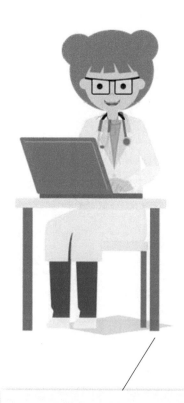

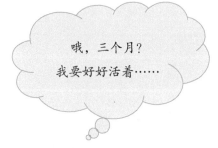

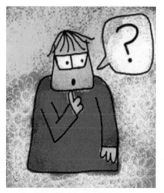

除急诊是 24 小时工作外，其他常规检查一般是从早晨 8：00 开始接收来自病房和门诊的患者标本，可以保证患者 8 小时后取到大多数项目的结果，根据不同情况，有些项目要花费超过 1 天时间，最长可达到 3 个月以上呢。

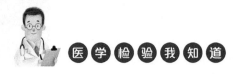
　　随着科技进步，自动化的检测设备已经进入检验科了，它们可以根据患者疾病的医护需求和轻重缓急安排检验，测量的时间更短了，结果的可靠性更好了，可以保证患者得到更及时、更精准的医疗服务。

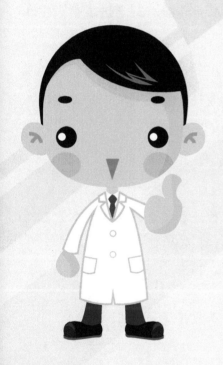

第 *3* 课

如何与医生沟通

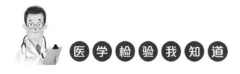
与医生沟通，包括患者与临床医生的沟通，患者与检验医师的沟通，临床医生与检验医师的沟通。沟通非常重要，可以减少误诊、减少不必要的检查、减少焦虑、解决疑难问题、共同面对疾病、化解医患纠纷并建立和谐的医患关系。

受医学理论和技术发展水平及人类认知的限制，并不是所有的病都能治、所有能治的病都能治好、所有的诊断都正确。医学进步是医生和患者共同努力的结果。

据国外统计，医院中发生不良健康后果的严重事件中，有超过 70% 是由于沟通不畅，而不是医护人员欠缺专业技能。另一项研究发现，在超过 60% 的病例中，患者在问诊后误解了医生的指示。

患者: 我经常头疼，看了好几个科……

医生: 知道了，病历我看看。片子上和各种检查显示您的头疼不是器质性的，可能是功能性的，您可以预约个神经科的号。

患者: 器质性？功能性？神经病？

头更疼了……

对于很多人来说，看病是个"大工程"。一肚子的疑问还没张口问，医生的单子已经写好了，或者一些问题在医生眼里根本不是问题，有些医生的回复也让患者瑟瑟发抖。据调查，有超过 60% 的患者会认为"医生没耐心，说话听不懂"。

患者也要理解医生，在门诊看病，这么多人排队，医生很难做详细的解释。他们需要的是患者的客观描述、不刻意隐瞒（包括不羞于启齿）、已经做的检查结果、患者的现场症状等，最快地做出专业判断。一般情况下，最好先找家庭医生咨询或到社区医院看病。

客观描述

- 从前天开始，每天夜里发烧 39℃，白天 38℃，以前没有过，我只吃过板蓝根，感觉没效果。
- 我肚子痛 3 天了，位置不太确定，每次持续 10 分钟左右，发作时间不定，疼起来冒冷汗，我例假 2 个月没来了。
- 我两侧头痛，一个月了，每周发作 2～3 次，跳动胀痛，持续时间 20 分钟左右，吃止痛片芬必得作用不大。这是我的 CT。

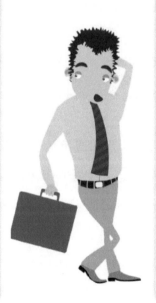

模糊描述

- 我这几天发高烧，难受，上火了。
- 我肚子说不出来的疼了好几天了，我是胃炎吧？
- 我头疼得要命，我觉得脑子里长东西了。CT 又说没有，上次看病那个医生太年轻了，是不是看错了？

　　当然了，患者也不是都懂医学，也没受过看医生培训，哪能说得那么清楚。无论如何，平时多了解一些医学知识很重要，毕竟身体是自己的。比如，因羞于启齿或怕家长责备，少女看病往往不愿谈可能与生殖、性关系等有关的情况，在临床上，有因忽视了这方面的问题，导致宫外孕、艾滋病等没有被及时发现而产生严重后果的教训。其实，对于大多

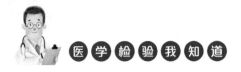

数的慢性病而言，诊治是一个长期和动态的过程。与医生沟通绝不仅仅是看病的那几分钟，而是在疾病管理全过程中都需要沟通。

目前，国家正在推行家庭医生／社区医生制度，这非常有利于患者与医生的沟通。家庭医生／社区医生会和患者充分沟通，包括向中心医院转诊的建议和指导。作为患者，特别是慢性病患者，求医诊治是长期过程，要有良好的心态。在医生的指导下，记录好自己病情的关键症状、指标，严格按照医生的要求服药，定期就医检查。久病成医，但切记不能自作主张改变医疗方案，毕竟你不是医生。疾病往往是非常复杂的，涉及机体的各个系统。此外，医学的科技进步也是日新月异，一个合格的医生都会追踪这些进展，为患者提供适宜的医护方案。

由于医学知识的不对等，医患之间容易造成误解。有了疑问及时沟通，患者心平气和的提问，医生耐心的回答是最好的沟通方式。

患者：医生，这是我上次来您叫我做的化验报告单。

医生：嗯……我看一下。您还要进一步检查病毒标志物、甲胎蛋白、免疫球蛋白系列、自身免疫性肝炎抗体还有抗核抗体。这些指标可以不空腹检验，您先去缴费，然后到检验科抽血。我先给您开点保肝药物，等这些结果都出来给我看了以后，我们再做进一步的治疗。

数日后，患者气恼地找到医生办公室。

患者：我这些指标都是正常的，却白白花了一千多块钱做这些项目，你医院有赚钱的指标么！

医生：您先冷静一下，都怪我上次没有跟您解释清楚。先请坐，听我跟您解释一下。

患者：哼……

医生：是这样的，第一次您到我这里来，说您最近总是觉得疲倦，我也问过您是否用过药物，您说您最近服用过对乙酰氨基酚类的感冒药。在给您做了直体以后，先给您做了一个肝功能。就是您上次给我看的指标，丙氨酸氨基转移酶（ALT）、碱性磷酸酶（ALP）、谷氨酰转移酶（GGT）这三项指标都高了。您的症状可能是肝功能损伤引起的。

引起肝功能损伤的原因很多，您服用的药物确实有可能造成这些指标的异常，但并不常见，而且没有什么特异性的检验指标，进一步检查，也可以做肝穿刺，但对您来说，并不是首选。根据您的年龄，我给您加做了您这个年纪最常引起肝功能损伤的相关诊断指标，分别排除了病毒性肝炎、自身免疫性肝炎、原发性肝癌，而且这些抽血就能解决了。现在根据这些结果，我们才能讨论进一步的治疗方案。

患者：原来如此。医生，对不起，是我太冲动了。

临床医生和检验医师、病理医生的沟通是非常必要的。在医疗实践中，检验医师、病理医生发现的临床误诊常有报道；反之，临床医生发现的不合理的检验结果、病理结果也有发生。

检验医师：不能仅凭血常规检查就使用抗生素。特别是婴儿，血常规指标有病理性变化，也有生理性变化。一些肠道病毒感染的早期也可以导致白细胞和中性粒细胞升高。

病理医生：送来的组织与描述的组织不符（送错样本？或手术取错样本？）。

临床医生：检验报告中的甲状腺功能指标与临床症状不符。

临床医生：严重性非典型肺炎，原因不明。

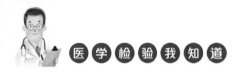

我们都知道，2019 年末发生了不明原因的肺炎，后来证明是 2019 新型冠状病毒（SARS-CoV-2）引起的，可是在不知道病因的情况下如何与其他类型的肺炎区分呢？

对于肺炎来说，临床表现很复杂。快速地做出正确诊断需要结合流行病学、临床症状、实验室检测和影像学检查等客观证据，且临床医生、检验医师和患者之间要有良好的配合和及时沟通。在疫情暴发初期，我国实验室以最快的速度确认了病原是一种新型冠状病毒，并通过病毒核酸检测、抗体检测、CT 检查，结合症状和流行病史综合判断，明显提高了诊断的准确性。

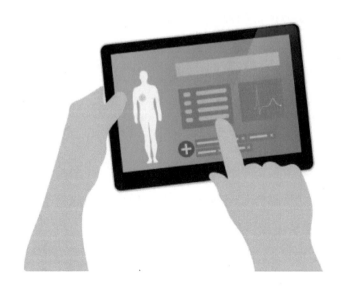

现在孩子金贵，各类妈妈交流群多如牛毛，辣妈手机里居然有来自于国际著名梅奥诊所实验室的儿童血液正常值（表 3-1 摘录了部分指标）。从表 3-1 可见，3 岁以内幼儿的白细胞高是正常生理现象，不一定是炎症反应。有些医院的正常值（生物参考区间）分类 / 分级可能不细，也有些医生可能缺乏相应的知识而被辣妈问住。现在当医生真不容易啊，沟通真的是太重要了。

患者掌握必要的医学知识很重要，特别是涉及幼儿的就诊。因为幼儿尚无表达能力，在医院就诊的环境下，很多信息不容易马上获得。

表 3-1　血液部分指标的正常值

年龄	红细胞数 男 ($\times 10^{12}$/L)	红细胞数 女	血红蛋白 男 (g/dl)	血红蛋白 女	红细胞平均体积 男 (fl)	红细胞平均体积 女	白细胞数 男 ($\times 10^9$/L)	白细胞数 女	血小板数 男 ($\times 10^9$/L)	血小板数 女	淋巴细胞数 男 ($\times 10^9$/L)	淋巴细胞数 女
0～14 天	4.10～5.55	4.12～5.74	13.9～19.1	13.4～20.0	91.3～103.1	92.7～106.4	8.0～15.4	8.2～14.6	218～419	144～449	2.07～7.53	1.75～8.00
15 天～4 周	3.16～4.63	3.32～4.80	10.0～15.3	10.8～14.6	89.4～99.7	90.1～103.0	7.8～15.9	8.4～14.4	248～586	279～571	2.11～8.38	2.42～8.20
5～7 周	3.02～4.22	2.93～3.87	8.9～12.7	9.2～11.4	84.3～94.2	83.4～96.4	8.1～15.0	7.1～14.7	229～562	331～597	2.47～7.95	2.29～9.14
8 周～5 个月	3.43～4.80	3.45～4.75	9.6～12.4	9.9～12.4	74.1～87.5	74.8～88.3	6.5～13.3	6.0～13.3	244～529	247～580	2.45～8.89	2.14～8.99
6～23 个月	4.03～5.07	3.97～5.01	10.1～12.5	10.2～12.7	69.5～81.7	71.3～82.6	6.0～13.5	6.5～13.0	206～445	214～459	1.56～7.83	1.52～8.09
24～35 个月	3.89～4.97	3.84～4.92	10.2～12.7	10.2～12.7	71.3～84.0	72.3～85.0	5.1～13.4	4.9～13.2	202～403	189～394	1.13～5.52	1.25～5.77
3～5 岁	4.00～5.10	4.00～5.10	11.4～14.3	11.4～14.3	77.2～89.5	77.2～89.5	4.4～12.9	4.4～12.9	187～445	187～445	1.60～5.30	1.60～5.30
6～8 岁	4.10～5.20	4.10～5.10	11.5～15.7	11.5～14.3	77.8～91.1	77.8～91.1	3.8～10.4	3.8～10.4	187～400	187～400	1.40～3.90	1.40～3.90
9 岁	4.10～5.20	4.10～5.10	11.8～14.7	11.8～14.7	77.8～91.1	77.8～91.1	3.8～10.4	3.8～10.4	187～400	187～400	1.40～3.90	1.40～3.90
10 岁	4.10～5.20	4.10～5.10	11.8～14.7	11.8～14.7	77.8～91.1	77.8～91.1	3.8～10.4	3.8～10.4	177～381	177～381	1.40～3.90	1.40～3.90
11 岁	4.20～5.30	4.10～5.10	12.4～15.7	11.9～14.8	77.8～91.1	77.8～91.1	3.8～10.4	3.8～10.4	177～381	177～381	1.40～3.90	1.40～3.90
12～13 岁	4.20～5.30	4.10～5.10	12.4～15.7	11.9～14.8	79.9～93.0	79.9～93.0	3.8～10.4	3.8～10.4	177～381	177～381	1.00～3.20	1.00～3.20
14 岁	4.20～5.30	4.10～5.10	12.4～15.7	11.9～14.8	79.9～93.0	79.9～93.0	3.8～10.4	3.8～10.4	139～320	158～362	1.00～3.20	1.00～3.20
15～17 岁	4.30～5.70	3.80～5.00	13.3～16.9	11.9～14.8	82.5～98.0	82.5～98.0	3.8～10.4	3.8～10.4	139～320	158～362	1.00～3.20	1.00～3.20
成人	4.35～5.65	3.92～5.13	13.2～16.6	11.6～15.0	78.2～97.9	78.2～97.9	3.4～9.6	3.4～9.6	135～317	157～371	0.95～3.07	0.95～3.07

来源：CBC. Complete blood count(CBC)with differential, blood. https://www.mayocliniclabs.com/test-catalog/Clinical+and+Interpretive/9109?from=singlemessage&isappinstalled=0[2021-2-24].

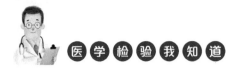
以下是小儿疼痛分级表（图 3-1），妈妈在家要仔细观察宝宝的表情，就诊时告诉医生观察到的现象，如果只是描述发烧、哭闹等，对医生迅速判断病情的帮助作用就小。

图 3-1　Wong-Baker 面部表情疼痛分级表

0：无痛；2：微痛；4：轻痛；6：明显疼痛；8：严重疼痛；10：剧烈疼痛

但妈妈们一定要正确理解和使用医学知识，千万记住听医生的话很重要，碎片化的知识有时会害死人。

小贴士：如何就医

☆ 提前做好准备：衣服、鞋子适合医学检查，比如宽松、不要过多层

☆ 如果需要取样本，一定要按医生的要求做，比如禁食、停止某些药、取样时间、取样量、取样方法等

☆ 去发热门诊或在疾病流行期间要戴口罩、备好消毒纸巾

☆ 客观描述症状

☆ 相关的背景信息描述，目前的服药信息、突发的一些事情等

☆ 不隐瞒、不羞于启齿

☆ 不要自我诊断

☆ 准备好病历和以前的资料

☆ 家属陪伴

☆ 保持良好心态

☆ 理解医生，和谐就医

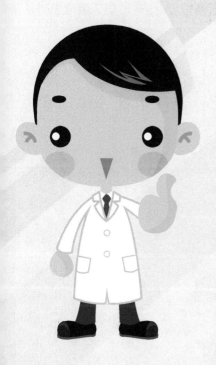

第4课

如何采集样本

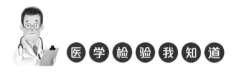
样本就是取自我们自己身体用于检验的材料，身体的各个部分都可能成为样本。广义的医学检查还包括影像学（如 X 光、CT、核磁、超声波等）和生理学检查（如心电图、脑电图、肌电图等）。

样本采集很重要。样本不好，后续的检验结果会受到影响。一般来说，采样的时机／时间要对、采样的过程要对、样本的质量和数量要对。在一些特殊领域，如传染病，医生和患者都要依法依规采集／留取样本。

什么是采样时机／时间呢？

● 很多帅哥来做精液常规检查时，非常害羞，不敢问医生姐姐，直接跑去留取样本。

但是要想得到可靠的检测结果，也必须注意"采样时机"，采样前至少3天不要"啪啪"，但超过了7天也不好。要是连着来，3个月内检查多于2次时，两次之间的间隔应大于7天，但不超过3周。

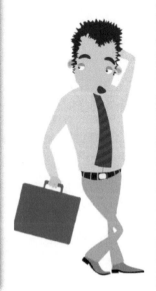

● 靓女备孕期间，月经哪怕推迟一天，都要兴奋得迫不及待的验孕。其实女性受孕后，从第9～11天起才可测出血液 HCG 升高。而尿 HCG 在受孕后 10 天才能检出阳性，60～70天出现高峰。

各种动物包括人类都有自己的作息时间，人类是昼行动物，老鼠是夜行动物。人体的各种生理、生化指标白天和夜晚会有很大差异，甚至在白天的不同时段也会有差异。还有些情况是根据病情医治过程的需要、疾病发展的特点、特殊的生理变化、检验目的不同等，规定采样时机 / 时间。

我们的饮食、药物摄入、身体运动等都会影响身体各种指标的变化，所以，医生要规定一个相对统一的时间采样，以便可以互相比较和尽量排除对采样带来的影响。通常，我们都会早上去采样，从采样前 8 ～ 12 小时开始要禁食，有些药物也要停止。

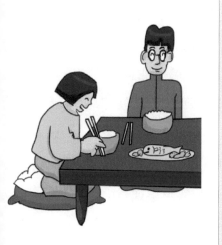

如果医生开出的检验项目是空腹血糖，一定要空腹去采血。一般禁食 8 小时后采的血属空腹血标本，禁食时间太久也会影响血糖值，禁食前的最后一餐要清淡，不能过于油腻或过量饮食，不可饮酒。抽血前最好保证空腹 8 小时以上，不要激烈运动，一般上午 7：00 ～ 10：00 抽血效果最好，这样可降低饮食成分和日间生理性内分泌激素等对检查结果的影响。

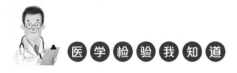
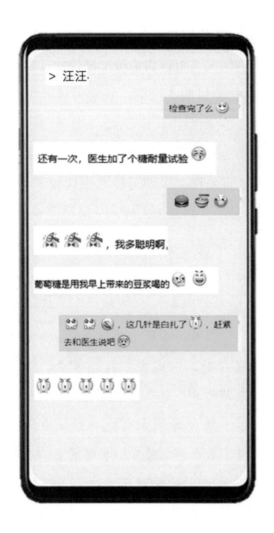

> 汪汪.

检查完了么 😊

还有一次，医生加了个糖耐量试验 😁

🍔 🍜 😋

🐴🐴🐴，我多聪明啊，

葡萄糖是用我早上带来的豆浆喝的 😜 😄

🐷🐷🐷🍵，这几针是白扎了 😖，赶紧去和医生说吧 😠

🐷 🐷 🐷 🐷 🐷

王太太第二天去医院查体，这次又加了糖耐量试验，抽完空腹血后，又给她 75g 葡萄糖粉，并告诉她用 100ml 水溶解了喝下去后 30min、60min、120min 再抽血测三次血糖。

还有最后一次了，王先生发来微信（右图）：

糖耐量试验是专门设计的检验项目，一定要按医嘱用白开水服用，按时间点抽血测量，才能得到准确的结果。王太太自作聪明，用豆浆冲葡萄糖，反而白挨了三针。豆浆含有蛋白、脂肪、碳水化合物，喝了会影响血糖值。

检验的注意事项有千万条，最重要的一条是听医生的话。

临床上很多检验项目都有最佳"采样时机"，如性激素系列、尿液或血液 HCG、精液常规检查、肌钙蛋白、血淀粉酶或尿淀粉酶、HIV 抗体检测等。检验需要医生和患者共同努力完成。

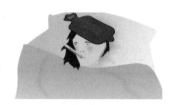

心肌梗死发病率越来越高，肌钙蛋白 I（cTnI）是临床最常使用的检测指标，该项检测费用较高。

很多人都是不分时间段的随机检测，其实完全没有必要，不仅浪费钱，还起不到监测效果。心梗后 4～6 小时 cTnI 升高，24 小时达峰值，升高持续 4～7 天。

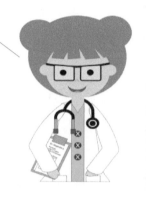

青春期、不孕不育、性早熟等问题困扰着人们，激素分泌紊乱是造成这些疾病的重要原因之一，因此检查性激素系列必不可少。最佳"采样时机"是来月经的第 3～5 天（经期），此时抽血做性激素六项检查结果最为可靠。

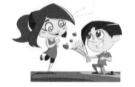

怎么采样？采多少？

送入检验科的样本大部分为静脉血，由护士或检验科采血人员采集；体液和动脉血标本大多由临床医生采集，少数种类的样本需本人自己采集。患者应根据医嘱或检验科的样本采集说明采集样本，保证采样的过程、质量和数量符合要求，方能获得合格的样本，得到有效的检验结果。

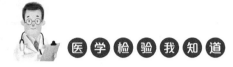

- 静脉血——护士、检验科采集。
- 动脉血、鼻咽拭子、脑脊液、骨髓、前列腺液、阴道分泌物、浆膜腔积液（胸水、腹水）、关节腔积液、羊水、导管尿、耻骨上穿刺尿——医生采集。
- 痰液、尿液、大便、精液——患者采集，对不能自理的患者或特殊的检查，也需要医护人员采集。

以下是最常见的需患者自己采集的样本，仅供参考。去检查时，一定要向医生问清楚如何采集。

- 痰液——清晨漱口后，一定是深咳出的痰液，收集于医生指定的带盖螺口塑料管中，用于常规检查。
- 晨尿——晨起第一次排尿时收集的尿液样本，主要用于肾脏浓缩能力评价。
- 随机尿——任一时间的尿液标本，适用于门诊、急诊患者的尿液检查，以及隐血、酮体、尿糖、尿淀粉酶、尿 β-HCG 等项目的检验。
- 中段尿——留尿前先清洗外阴，再用清洁液（如苯扎溴铵）消毒尿道口后，在不断排尿过程中，弃去前、后时段的尿液，以无菌容器接留中间时段的尿液。
- 3 小时尿——在排出首次晨尿后，收集 3 小时内的尿液，多用于检查尿液有形成分，适用于尿液有形成分排泄率检查。
- 24 小时尿——患者晨起排尿，将膀胱排空，弃去尿液，记录时间；在加入防腐剂（防腐剂种类因检验项目而异）的容器中收集各次直至次日该时间的全部尿液。测量和记录其总尿量，混匀后，取适量标本送检，一般用于激素、儿茶酚胺、总蛋白、电解质的排泄率检查。

应注意，各类尿液样本采集前，应用肥皂洗手、清洁尿道口及其周围皮肤，避免月经、包皮垢、阴道分泌物、粪便的污染。不能从尿布或便池内采集样本。根据临床不同的检查目的，同样的尿液样本，留取的方式也不同。

● 大便——应向患者提供标本采集说明（口头或书面）和符合要求的标本采集容器。一般应使用一次性、有盖、可密封、洁净、干燥、不渗漏、不易破损、开口大小和容量适宜的容器；用于细菌培养检查的标本应使用无菌容器，并要有明显标识。

应尽可能选取附着黏液、脓液、血液的新鲜异常粪便（宜多个部位留取，蚕豆大小），并避免尿液和异物（如卫生纸、花露水、强力清洁剂、除臭剂等）污染。采集后的标本宜在 1 小时内（夏季）或 2 小时内（冬季）送检。

粪便隐血试验宜连续 3 天每天送检标本（适用时），每次采集粪便 2 个部位的标本送检（置于同一标本容器中）。不可使用直肠指检标本。

进行细菌检查的标本应在发病初期和使用抗生素前采集，腹泻患者标本应在急性期（3 天内）采集。进行厌氧菌培养的标本应尽快送检，必要时在床旁接种。

查原虫滋养体的标本应留取含脓血的稀软粪便，排便后立即检查，冬季需要采取保温措施送检；查蛲虫卵时，在子夜或早晨排便前用肛拭子在肛周皱襞处采集标本；查血吸虫毛蚴时，应至少采集 30g 新鲜粪便；查寄生虫虫体及虫卵计数时，应收集 24 小时粪便。

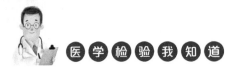

● 精液——一般采用自慰法，将一次射出的全部精液排入指定的容器内。微生物检查采用无菌容器，采集前至少禁欲 48 小时，不得超过 5 天，采集前应尽量排尽尿液。采集后 1 小时内送检，应注意保温（20 ～ 40℃）。

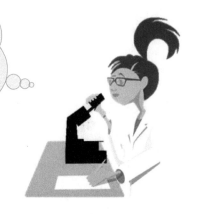

样本的采集量一定要和医生沟通好，不要送 💩 大方，而舍不得抽血。

对一些特定的疾病，医生和患者一定要按照国家发布的规定，依法依规采集、包装、保存、送检、运输样本，同时要注意使用最新的版本。不仅要获得合格的样本，同时，还要保护好自己、社区和环境安全。

国家卫生健康委办公厅关于印发新型冠状病毒感染的肺炎防控方案（第三版）的通知

发布时间：2020-01-28 来源：疾病预防控制局

国卫办疾控函〔2020〕80号

各省、自治区、直辖市及计划单列市、新疆生产建设兵团卫生健康委，中国疾病预防控制中心：
　　为进一步指导各地做好新型冠状病毒感染的肺炎防控工作，我委组织更新了新型冠状病毒感染的肺炎防控方案。现印发给你们，请参照执行。各地在执行过程中如有相关建议，请及时反馈我委。

　　附件：新型冠状病毒感染的肺炎防控方案（第三版）

国家卫生健康委办公厅
2020年1月28日

以下是《新型冠状病毒感染的肺炎防控方案（第三版）》附件 4 "新型冠状病毒感染的肺炎实验室检测技术指南（第三版）"的摘录：

1. 采集对象

新型冠状病毒感染的肺炎疑似病例、疑似聚集性病例患者，其他需要进行新型冠状病毒感染诊断或鉴别诊断者，或其他需要进一步筛查检测的环境或生物材料（如溯源分析）。

2. 标本采集要求

（1）从事新型冠状病毒检测标本采集的技术人员应经过生物安全培训（培训合格）和具备相应的实验技能。

采样人员个人防护装备（personal protective equipment，PPE）要求：N95 及以上防护口罩、护目镜、连体防护服、双层乳胶手套、防水靴套；如果接触了患者血液、体液、分泌物或排泄物，应及时更换外层乳胶手套。

（2）住院病例的标本由所在医院的医护人员采集。

（3）密切接触者标本由当地指定的疾控机构、医疗机构负责采集。

（4）根据实验室检测工作的需要，可结合病程多次采样。

3. 标本采集种类

每个病例必须采集急性期呼吸道标本（包括上呼吸道标本和下呼吸道标本）；重症病例优先采集下呼吸道标本（如支气管或肺泡灌洗液等）；出现眼部感染症状的病例，需采集眼结膜拭子标本；出现腹泻症状的病例，需留取便标本。可根据临床表现与采样时间间隔进行采集。

其他研究材料依据设计需求采集。标本种类：

（1）上呼吸道标本：包括咽拭子、鼻拭子、鼻咽抽取物等。

（2）下呼吸道标本：包括深咳痰液、呼吸道抽取物、支气管灌洗液、

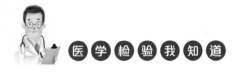

肺泡灌洗液、肺组织活检标本。

（3）血液标本：尽量采集发病后7天内的急性期抗凝血。采集量5ml，以空腹血为佳，建议使用含有EDTA抗凝剂的真空采血管采集血液。

（4）血清标本：尽量采集急性期、恢复期双份血清。第一份血清应尽早（最好在发病后7天内）采集，第二份血清应在发病后第3～4周采集。采集量5ml，建议使用无抗凝剂的真空采血管。血清标本主要用于抗体的测定，从血清抗体水平对病例的感染状况进行确认。血清标本不进行核酸检测。

（5）眼结膜标本：出现眼部感染症状的病例需采集眼结膜拭子标本。

（6）便标本：出现腹泻症状的患者需采集便标本。

4. 标本采集方法

（1）咽拭子：用2根聚丙烯纤维头的塑料杆拭子同时擦拭双侧咽扁桃体及咽后壁，将拭子头浸入含3ml病毒保存液（也可使用等渗盐溶液、组织培养液或磷酸盐缓冲液）的管中，尾部弃去，旋紧管盖。

（2）鼻拭子：将1根聚丙烯纤维头的塑料杆拭子轻轻插入鼻道内鼻腭处，停留片刻后缓慢转动退出。取另1根聚丙烯纤维头的塑料杆拭子以同样的方法采集另一侧鼻孔。上述2根拭子浸入同一含3ml采样液的管中，尾部弃去，旋紧管盖。

（3）鼻咽抽取物或呼吸道抽取物：用与负压泵相连的收集器从鼻咽部抽取黏液或从气管抽取呼吸道分泌物。将收集器头部插入鼻腔或气管，接通负压，旋转收集器头部并缓慢退出，收集抽取的黏液，并用3ml采样液冲洗收集器1次（亦可用小儿导尿管接在50ml注射器上来替代收集器）。

（4）深咳痰液：要求患者深咳后，将咳出的痰液收集于含 3ml 采样液的 50ml 螺口塑料管中。

（5）支气管灌洗液：将收集器头部从鼻孔或气管插口处插入气管（约 30cm 深处），注入 5ml 生理盐水，接通负压，旋转收集器头部并缓慢退出。收集抽取的黏液，并用采样液冲洗收集器 1 次（亦可用小儿导尿管接在 50ml 注射器上来替代收集）。

（6）肺泡灌洗液：局部麻醉后将纤维支气管镜通过口或鼻经过咽部插入右肺中叶或左肺舌段的支管，将其顶端契入支气管分支开口，经气管活检孔缓缓加入灭菌生理盐水，每次 30 ～ 50ml，总量 100 ～ 250ml，不应超过 300ml。

（7）血液标本：建议使用含有 EDTA 抗凝剂的真空采血管采集血液标本 5ml，室温静置 30min，1500 ～ 2000r/min 离心 10min，分别收集血浆和血液中细胞于无菌螺口塑料管中。

（8）血清标本：用真空负压采血管采集血液标本 5ml，室温静置 30min，1500 ～ 2000r/min 离心 10min，收集血清于无菌螺口塑料管中。

（9）粪便标本：如患者发病早期出现腹泻症状，则留取粪便标本 3 ～ 5ml。

（10）眼结膜拭子标本：眼结膜表面用拭子轻轻擦拭后，将拭子头进入采样管中，尾部弃去，悬紧管盖。

其他研究材料依据设计需求采集。

5. 标本包装

标本采集后在生物安全二级实验室生物安全柜内分装。

（1）所有标本应放在大小适合的带螺旋盖内有垫圈、耐冷冻的样本采集管里，拧紧。容器外注明样本编号、种类、姓名及采样日期。

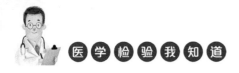

（2）将密闭后的标本放入大小合适的塑料袋内密封，每袋装一份标本。样本包装要求要符合《危险品航空安全运输技术细则》相应的标准。

（3）涉及外部标本运输的，应根据标本类型，按照 A 类或 B 类感染性物质进行三层包装。

6. 标本保存

用于病毒分离和核酸检测的标本应尽快进行检测，能在 24 小时内检测的标本可置于 4℃保存；24 小时内无法检测的标本则应置于 –70℃或以下保存（如无 –70℃保存条件，则于 –20℃冰箱暂存）。血清可在 4℃存放 3 天，–20℃以下可长期保存。应设立专库或专柜单独保存标本。标本运送期间应避免反复冻融。

7. 标本送检

标本采集后应尽快送往实验室，如果需要长途运输标本，建议采用干冰等制冷方式进行保藏。

（1）上送标本

各省（自治区、直辖市）聚集性病例的标本，上送中国疾病预防控制中心病毒病预防控制所进行检测复核，并附样本送检单（送检单略）。

（2）病原体及标本运输

a. 国内运输。新型冠状病毒毒株或其他潜在感染性生物材料的运输包装分类属于 A 类，对应的联合国编号为 UN2814，包装符合国际民航组织文件 Doc9284《危险品航空安全运输技术细则》的 PI602 分类包装要求；环境样本属于 B 类，对应的联合国编号为 UN3373，包装符合国际民航组织文件 Doc9284《危险品航空安全运输技术细则》的 PI650 分类包装要求；通过其他交通工具运输的可参照以上标准包装。新型冠状病毒毒株或其他潜在感染性材料运输应按照《可感染人类的高致病性病原微生物菌（毒）种或样本运输管理规定》（原卫生部令第 45 号）办理《准运证书》。

b. 国际运输。新型冠状病毒毒株或样本在国际运输的，应规范包装，按照《山入境特殊物品卫生检疫管理规定》办理相关于续，并满足相关国家和国际相关要求。

c. 毒株和样本管理。新型冠状病毒毒株及其样本应由专人管理，准确记录毒株和样本的来源、种类、数量，编号登记，采取有效措施确保毒株和样本的安全，严防发生误用、恶意使用、被盗、被抢、丢失、泄露等事件。

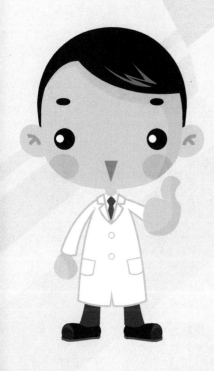

第 5 课

我需要定期做
医学检验吗

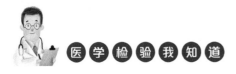

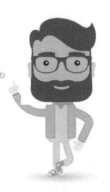

老王：今天居委会发了一个做体检的优惠卡，几十项呢，可以打6折。我和你妈要不要去啊？

王奶奶：是啊，你给我们好好讲讲，平时好多人问呢。

王医生：您说的是健康体检。现在大家注意健康了，很多单位每年都组织员工做体检。健康人到底有没有必要去体检，这真是一个问题。

好啊！

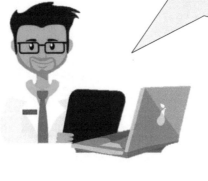

　　这个问题不仅你问、大家问，世界各国人民都在问。为了回答这个问题，各国的医生们做了很多研究，认为对于普通职业的健康人来说，每年体检的意义不大。国家正在建立和完善家庭医生/社区医生体系，是否需要体检可以咨询家庭医生/社区医生后决定，定期联系家庭医生/社区医生更重要，而不是盲目做体检。

可能需要体检的情况包括：

● 生病或针对某些症状

● 怀疑有某些疾病

● 身体状态 / 体征发生变化，比如：月经变化、出血、消瘦等

● 被动物咬伤等

● 出现过敏症状

● 准备接触或接触了某种有害物质 / 因素

● 开始服用某种自己以前没吃过的药

● 慢性病医护的需要

● 准备生育

● 孕期

● 计划戒烟或减肥

● 参加一些特殊的活动，比如：登山、潜水、长跑

● 特定的职业人群

对于中老年人，医生建议要结合自身的状态、病史、家族病史等注意检查：

● 血压、血糖、血脂

● 心血管

● 口腔

● 甲状腺

● 性激素

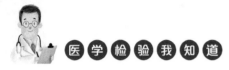

● 腹主动脉瘤

● 乳腺癌、宫颈癌、肠癌、胃癌、肺癌、肝癌

小 贴 士

　　医学检验有风险，需要有创性操作，可能需要接受一定量的射线，很可能有假阳性。假阳性可能给你带来焦虑、更多的检验、错误的医疗决定等。

　　医院也是传染病风险较高的地方。

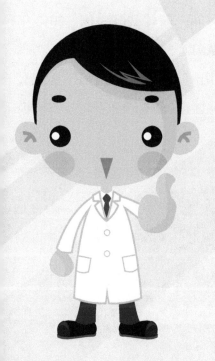

第6课

结果的不确定性和可比性

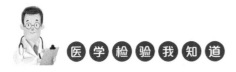

　　每个人都做过医学检验，大家最多的问题是结果准吗？为什么每次去医院几乎都要做检验？检验结果在不同医院之间可以互认吗？

　　你是不是也碰到过下面的问题呢？

　　我们请李博士给我们讲讲这方面的知识。

　　问题一

　　王大爷患有乙肝，需要定期检测肝功能。以转氨酶为例。2018年5月检测结果为天冬氨酸氨基转移酶（AST）50U/L（参考区间17～59U/L）、丙氨酸氨基转移酶（ALT）65U/L（参考区间21～72U/L），2018年9月检测结果为 AST 58U/L、ALT 70U/L。结果看似在正常范围内波动，医生怎么解释呢？

　　我们看到的报告，只是一个结果，比如王大爷的 AST 为50U/L。你想过没有，会不会是48、51、55呢？如果马上再测一次，还正好是50吗？世界是动态的、万物是变化的，其实，我们不可能准确测量真正的值到底是几。

　　实验室会通过各种手段控制测量的误差，报告的结果都是在一定误差范围内的值。用专业语言来说，测量结果具有不确定性。实验室要评估这个不确定性有多大，但是在报告上并没有显示出来，更准确的表述是：50±5U/L，±5就是不确定度。接着的第二个问题就来了，王大爷2018年9月的结果 AST 58U/L 和 ALT 70U/L 正常吗？如果加上不确定度，王大爷两个指标的上限值是 AST 63U/L 和 ALT 75U/L，超过了正常值。所以，根据这次测量的结果，王大爷的肝功能很可能尚未完全恢复到正常状态，需要在医生的指导下继续采取措施和观察。

　　每次去医院是不是需要做体检，要看医护的需要。可能的情况包括，定期观察疗效，调整治疗方案，指标不稳定，检验项目有变化，发现新的问题等。会不会有收费的因素呢？有良知的医生不会这么做。

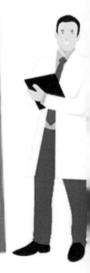

问题二

王奶奶带孙女在社区做了免费的体检，化验结果显示血红蛋白（Hb）110g/L（参考区间 120 ～ 160g/L），医生说孩子可能有贫血，看着白白胖胖的孙女，王奶奶着急了，赶紧给王医生打电。王医生说，带孩子到人民医院来再查一下，结果显示 Hb 130g/L，完全正常。这到底是怎么回事呢？这么多医院都可以测血红蛋白，那是不是都测的一样准呢？能力都一样吗？会不会发生错误？

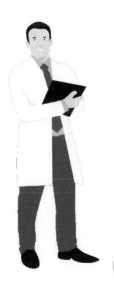

检测结果不论是仪器还是人测出来，都可能会发生错误，大家能力不一样，结果也会不一样。上面介绍了，在同一个检验科内，结果也会有不确定性，可想而知，在不同的医院的检验科之间，结果的差异会更大。

科学家和管理部门早就意识到了这个问题。解决的办法是检测过程标准化、建立量值溯源体系（即建立一个用于比对的计量标准体系），同时，检验科要参加定期的测评，就像学校的"摸底测验"，如果达不到入围标准，就要进行整改和补测。此外，还有各种评审和认可制度，对检验科的质量和能力进行评价。通过这些措施，保证检验结果的准确、可靠、可比，实现检验报告在不同医院、不同国家甚至全球得到互认。现在国际交往越来越多了，我们都住地球村，在疫情期间，核酸检测报告就像"健康护照"一样。

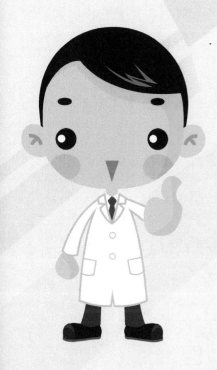

第 *7* 课

生物参考区间
和正常值

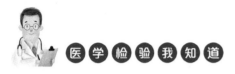

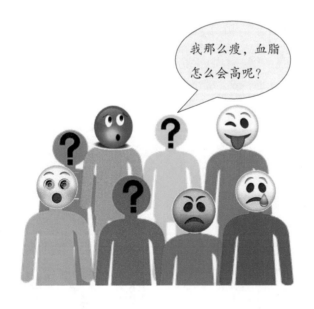

我那么瘦，血脂怎么会高呢？

大家拿到检验报告后都会迫不及待地去看哪些指标后面有"↑"或"↓"的箭头，然后，开始惊呼"高啦""低啦""正常"；然后，目光左移，又开始查看指标：血糖差一点儿不正常、尿酸虽然正常可比低值高 100 多呢……；然后，又开始讨论：肌酐什么意思啊？高了低了有没有问题啊？我这么瘦血脂怎么会高呢？怎么突然这么多指标不正常啊……

大家最关心的检验报告上的两个栏目：一个是结果栏，一个是"正常值"——专业的名称是生物参考区间。今天就请王医生介绍一下什么是生物参考区间？为什么不说是"正常值"？

检验报告单

No	项目名称	结果	单位	参考区间	提示
1	门冬氨酸氨基转移酶	19	U/L	17-59	
2	丙氨酸氨基转移酶	15	U/L	21-72	↓
3	碱性磷酸酶	91	U/L	38-126	
4	乳酸脱氢酶(干化学)	339	U/L	313-618	
5	r-谷氨酰转移酶	17	U/L	15-73	
6	血清胆碱酯酶	8.32	KU/L	5.9-12.22	
7	总胆红素	7.7	μmol/L	3-22	
8	直接胆红素	4.0	μmol/L	0-7.0	
9	总蛋白	67.0	g/L	60-83	
10	白蛋白	39.5	g/L	35.0-55.0	
11	球蛋白	27.5	g/L	20.0-40.0	
12	白球蛋白比例	1.44		1.25-2.5	
13	葡萄糖	6.1	mmol/L	4.1-5.9	↑
14	尿素	7.9	mmol/L	3.2-7.1	↑
15	肌酐	51	μmol/L	58-110	↓
16	尿酸	365	μmol/L	208-506	

检验结果

VS

参考区间

⇓

↓ ↑

王医生介绍的内容包括：

● 为什么是生物参考区间？
● 生物参考区间是怎么来的？
● 超过生物参考区间就有问题了么？
● 什么是危急值？

为什么是生物参考区间？

生物参考区间不易理解，常被说成"正常值"，因为百姓就是想知道结果是不是正常，如果不正常是出了什么毛病？怎么才能治好？

可事情远没有这么简单。和工厂生产出来的产品不同，人是活的，每个人都是独特的，全世界这么多人，每个人的检验结果都是有差异的，同一个人不同时间有差异、男女老少有差异、不同地区有差异、同一个指标不同方法有差异，等等，谁的值是"正常值"呢？

所以医生们的办法是找一些大家认为的"正常人"，比如从 18 岁到 60 岁，有男有女，没有各种疾病，没有特别的不良习惯，等等，对符合的入选人群，按照标准的程序，进行测量，再对结果进行分析，综合各种因素，去掉一些极端的值，确定"正常值"的范围，就是成人的生物参考区间，这个范围的可信度为 95%。

生物参考区间的含义是对于健康成人而言，是指某项指标如果落在生物参考区间内，我们认为有 95% 的可能性是正常的。因为这个区间来自于健康人群，所以，如果你的值不在这个范围内，就被认为至少有 95% 的可能性是异常的。

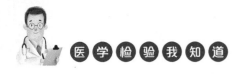

但这种异常不一定是健康问题造成的。比如，血清肌酐是公务员录用体检的检测指标之一，但由于肌酐值和肌肉的含量有关，因此，很可能会出现 20 岁左右喜欢锻炼的肌肉男会因为肌酐值超标不被录用的现象。

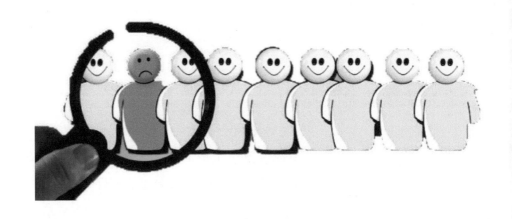

生物参考区间是怎么来的？

一般，每个医院会根据当地人群的情况，参考文献资料，结合自己医院的实验结果和风险控制原则，建立一套自己的生物参考区间，再根据应用情况进行动态调整。这也是为什么不同医院用的"正常值"可以是不同的。

建立或验证生物参考区间的一个关键环节是选择"正常人"（健康人），如果有表 7-1 所列的一些情况是不能入选的。读者也可以关注一下，因为它们对检验结果有明显的影响，当我们自身有表 7-1 中的某种情况时，如果又正好去医院做检验，要和医生良好沟通，这涉及选择检验时机、检验项目和结果解释等问题。

表 7-1　某些影响检验结果的因素

经常喝酒	近期患病
献血者	哺乳期
血压不正常	肥胖
吸毒	特殊职业
正在服用医生开方的药物	口服避孕剂
正在服用自购药物	怀孕
某些环境因素	近期手术
禁食或者非禁食	吸烟
遗传易感因素	近期接受输血
正在住院治疗或最近住过院	滥用维生素

除了要考虑上述影响因素，还要考虑下列因素（表 7-2）的影响，比如：男性和女性、不同种族、不同年龄段等是否应该分别建立各自的生物参考区间？

表 7-2　可能需要考虑分组的情况

年龄	抽取样品时体位
血型	种族
昼夜变化	性别
饮食习惯	月经周期的不同阶段
遗传背景	怀孕期间的各阶段
运动	抽取样品时的时间段
禁食或者非禁食	吸烟
生存地区	

可以认为，生物参考区间的建立和维护，对精准医疗有重要意义。在某种意义上看，医学是个体化很强的学科，我们所用的"正常值"是来自大家的，您也许与众不同，"正常值"是概率意义上的正常。

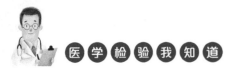

生物参考区间的确定过程如图 7-1 所示。

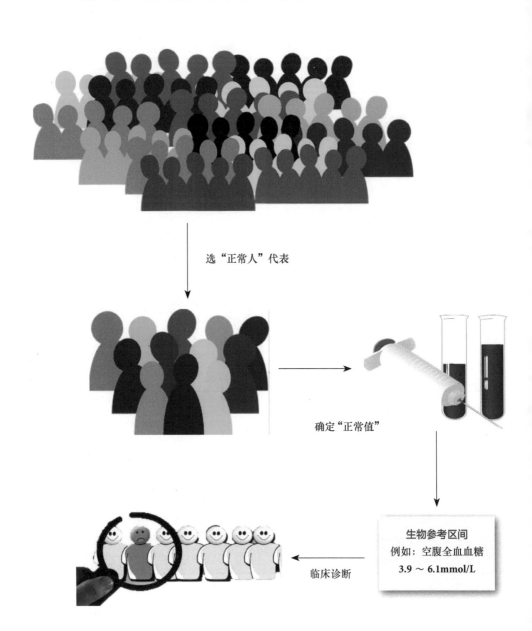

选"正常人"代表

确定"正常值"

生物参考区间
例如：空腹全血血糖
3.9 ～ 6.1mmol/L

临床诊断

图 7-1　生物参考区间确定流程示意图

超过生物参考区间就有问题了么？

生命体极为复杂，各项生理生化指标都是有内在联系的，这种联系至今还没有完全研究清楚。比如，哪个是因哪个是果？什么指标、几个指标变了才是有病？由于个体之间有差异，医院所用的"正常值"是来源于一部分人群，你自己的情况是不是比较特殊呢？

以上问题很难通过一次检验的结果得出结论，需要结合身体的状况、生活行为等，由医生密切观察和综合判断才能得出客观的结论。比如，进行健康体检时发现血糖高于正常值了，不能马上判断为糖尿病，可能与体检期间的饮食、药物等有关，需要在医生的指导下进一步检查。

但如果发现某些指标异常程度很大，又有一些临床症状，应立即做进一步的检查，以免延误病情，这个时候，不能认为自己是个"超人"。

我们必须记住，我们对生命和疾病的认知仍然很有限，误诊在所难免，唯有小心谨慎、科学对待、医患配合，才是正确的态度。

什么是危急值？

在医学检验中，还有一类值被称为危急值（参见附录 5），一旦列为危急值的指标达到控制线，表明患者可能随时有生命危险。危急值是医院确定的紧急指标，一旦出现需要立即"报警"、确认并采取措施。

患者了解关于危急值的相关知识，可以更好地进行自我健康管理。有文献报道，一些患者"忍"的能力很强，看医生的时候，体检结果已经出现了"危急值"。低血糖是生活中常见的"危急"情况，有糖尿病的患者要特别警惕。

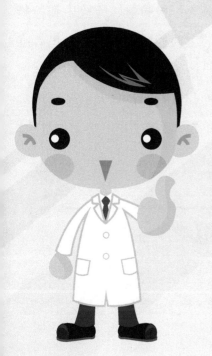

第 8 课

影响检验结果的因素

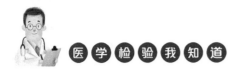

检验开始的时间可不是从送到检验科才开始，而是从患者根据医嘱做准备就开始了，也就是从准备检验、开始禁食、停止用某些药物（但一定要按医嘱做，有些可以停，有些不能停）、停止剧烈运动、避开某些生理期、保持作息规律等开始的。一项检验涉及许多环节，任何一个环节有问题了，都可能导致错误的结果。

为了便于管理，通常将一个检验过程分为：检验前、检验中和检验后三个阶段（图8-1）。检验前阶段对结果的主要影响因素包括：患者准备、采样和采样技术、样本运输和保存等；检验中阶段对结果的主要影响因素包括：样品处理、校准、测量重复性、试剂、仪器及测量环境等因素；检验后阶段对结果的主要影响因素包括：数据分析、异常值处理、数值修约、检验结果的审核、患者信息的审核等。

	检验前	检验中	检验后
内容	患者准备、样品采集、运输、处理	样品分析	结果报告
涉及人员	患者、医护、检验师	检验师	检验医师、医师

图 8-1 检验流程图

检验前阶段可能影响结果的因素

这一部分太专业了，我们请王医生做了张表，以血液为例，看看一个正确的检验结果是多么的来之不易，没有患者的配合是难以做到的。

饮食

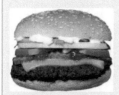

　　患者在采血前不宜改变饮食习惯，24 小时内不可饮酒。有很多需要空腹采血的检测项目，比如糖代谢（空腹血糖、空腹胰岛素、空腹 C 肽等）；血脂（总胆固醇、甘油三酯、高密度脂蛋白胆固醇、低密度脂蛋白胆固醇、载脂蛋白 A1、载脂蛋白 B、脂蛋白 a、载脂蛋白 E、游离脂肪酸等）；血黏度、血小板聚集率等。一顿大餐后，甘油三酯可上升 10 倍以上，要 2～3 天才可以恢复。钠、血糖、尿酸等很多指标也会受食物的影响。喝酒常造成肝功能指标、甘油三酯、尿酸、血糖等升高。

药物

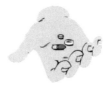

　　药物可明显影响检验数据。检验时是否需要停药，要听从医嘱。作为患者，一定要向医生说明自己服用各种药物的情况，包括服用保健品的情况。这些信息检验医师也需要知道。女性口服避孕药、维生素 C、对乙酰氨基酚等可以影响很多检验项目。药物的影响，很多是直接干扰测量反应，导致出现错误信息。

采血时间

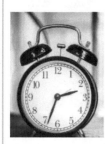

　　空腹，是指至少禁食 8 小时，以 12～14 小时最好，不超过 16 小时。一般安排在上午 7：00～9：00 采血。空腹期间可少量饮水。

　　激素在不同的时间差异最明显，例如睡眠时泌乳素及生长激素升高；甲状腺激素的早晚差距可达 50%。其他项目如血清铁上午与下午的差距常会超过 30%；胆红素、皮质醇、促肾上腺皮质激素等清晨时最高；血钙浓度午后最低。

采血时间有特殊要求的检测项目举例

　　1. 血培养：寒战或发热初起时，抗生素应用之前采集最佳；

　　2. 促肾上腺皮质激素及皮质醇：常规采血时间点为 8：00、16：00 和 24：00；

　　3. 女性性激素：生理周期的不同阶段有显著差异，采血日期需遵循医嘱，采血前与患者核对生理周期；

　　4. 药物浓度监测：具体采血时间需遵循医嘱，采血前与患者核对末次给药时间；

　　5. 口服葡萄糖耐量试验：试验前 3 天正常饮食，试验日先空腹采血，随后将 75g 无水葡萄糖溶于 300ml 温水中，在 5 分钟内喝完。喝第一口开始计时，2 小时时采血，其他时间点采血需遵循医嘱。

　　如果输液，要在结束输液 3 小时后采血；对于输注成分代谢缓慢且严重影响检测结果（如脂肪乳剂）的宜在下次输液前采血。紧急情况必须在输液时采血时，要在输液的对侧肢体或同侧肢体输液点的远端采血，并告知检验医师输液的情况。输液可能对血糖及电解质项目有严重影响。

采血体位

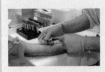

门诊患者采用坐位采血，病房患者采用卧位采血，需遵循医嘱要求的体位进行采血。

坐位采血：要求患者侧身坐，上身与地面垂直，将手臂置于稳固的操作台面上，肘关节置于垫巾上，使上臂与前臂呈直线，手掌略低于肘部，充分暴露采血部位。

卧位采血：要求患者仰卧，使上臂与前臂呈直线，手掌略低于肘部，充分暴露采血部位。

患者不宜穿着袖口紧的上衣，以减少采血后出血和血肿的发生。

检验报告上的正常参考值基本都来源于坐姿采血的健康人群，住院患者在用此参考值时，应考虑体位对结果的影响。有报道称，立姿采血的醛固酮、肾上腺素、抗利尿激素、儿茶酚胺比卧姿采血时高数倍之多。其他的生化项目及电解质也都在立姿时较高，差异一般不会超过10%。

穿刺静脉的选择

首选手臂肘前区静脉，优先顺序依次为正中静脉、头静脉及贵要静脉。当无法在肘前区的静脉进行采血时，也可选择手背的浅表静脉。全身严重水肿、大面积烧伤等特殊患者无法在肢体找到合适的穿刺静脉时，可选择颈部浅表静脉、股静脉采血。不宜选用手腕内侧的静脉，穿刺疼痛感明显且容易损伤神经和肌腱。不宜选用足踝处的静脉，可能会导致静脉炎、局部坏死等并发症。其他不宜选择的静脉包括：乳腺癌根治术后同侧上肢的静脉（3个月后，无特殊并发症可恢复采血），化疗药物注射后的静脉，血液透析患者动静脉造瘘侧手臂的血管，穿刺部位有皮损、炎症、结痂、疤痕的血管。

止血带绑扎在采血部位上方 5 ～ 7.5cm 的位置，宜在开始采集第一管血时松开止血带，使用时间不宜超过 1 分钟。在穿刺时可让患者攥拳（不可反复拍打采血部位），使静脉更加充盈，以利于成功穿刺。穿刺成功后宜让患者放松拳头，尽量避免反复进行攥拳的动作。

运动和情绪

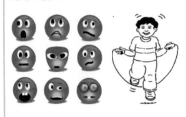

采血前 24 小时，患者不宜剧烈运动，采血当天患者宜避免情绪激动，采血前宜静息至少 5 分钟。若需运动后采血，则遵循医嘱，并告知检验人员。运动后乳酸大幅度升高；血糖在运动后会上升，但剧烈运动后反而会下降。而血红蛋白会在剧烈运动后暂时下降，最大降幅可达 30%。激烈运动后使肌酸激酶、乳酸脱氢酶、丙氨酸氨基转移酶、天冬氨酸氨基转移酶等的测定值升高，有些恢复较慢，如 ALT 在停止运动 1 小时后测定，其值仍可偏高 30% ～ 50%。

运动能使血中的甘油三酯及胆固醇下降，停止运动后慢慢恢复。

生理期及怀孕的影响

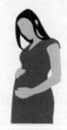

女性的激素会随着生理周期而改变，因此，看结果时，要考虑滤泡期、排卵期、黄体期等生理性影响，例如女性催乳素的正常参考值是 1 ～ 25ng/ml，并未考虑生理期。此外，催乳素还是一个波动大的指标，睡眠时最高，起床后数小时最低，承受压力和紧张时随即升高，每日的差距可达 30%。

女性经期来临时，纤维蛋白原浓度会明显下降，血清铁也会下降。而胆固醇、尿酸、肌酐酸、钠、氯反而会升高。

怀孕期间孕妇的体质发生重大的改变，大多数的检验项目都会受到影响，若受检者为孕妇，应在检验申请单及检验报告单上加以注明。

溶血

溶血会干扰许多检验项目的结果。轻度到中度的溶血对大部分的免疫反应影响不大，但对多数的生化反应会产生影响，严重溶血的标本最好不要使用。如果非用不可，要在报告单上注明标本溶血，并标示溶血程度。常见溶血的原因有：

1. 采血时出血缓慢，却使用过大的拉力抽取；
2. 血液由针筒打入试管时，未先将针头拔下；
3. 未先将血清（浆）与血球分离，即放入冰箱冷冻；
4. 抗凝剂过多而血液过少；
5. 血液与抗凝剂混合时，摇荡过猛或过久；
6. 放置过久的血液，特别是有添加抗凝剂者。

此外，①消毒后穿刺部位自然干燥；②不可穿过血肿部位采血；③如使用注射器采血，宜确保针头牢固地安装在注射器上以防出现泡沫。

脂血

甘油三酯大于 800mg/dl 以上的标本，血中的乳糜微粒过多，会影响大多数的检验项目，特别是生化反应。乳糜微粒会影响比色分析，导致错误的结果。严重的脂血须经特殊的处理加上高速离心才可能勉强做出结果。因此报告单上一定要注明脂血的情况，避免做出误判。

出现不合格的样本，应尽可能重新取样。如果不能重新取样，除了进行标注外，还要注意与患者沟通，最大限度地减少和避免医患矛盾。

抗凝剂

许多检验项目需添加不同种类的抗凝剂，如果该加不加或者用错抗凝剂，均可导致结果错误。常见的问题是拿有抗凝剂的血浆来做不该使用抗凝剂的项目，主要原因有：

1. 装错试管；
2. 医师临时增加项目，先前已采的血已加入抗凝剂，若要重抽有困难（患者的血很难抽或已离开）；
3. 血清样本量不足，只好取血浆测定。有些检验项目使用血清或血浆皆可，但某些项目则禁止使用血浆。

标本储存和运输

静脉血液标本采集后宜及时送检，宜在 2 小时内完成送检及离心分离血清/血浆（全血检测标本除外）。

还有一些项目需要特殊条件保存和运送样本，如体温（37℃）、冷藏（2～8℃）、冰冻（-20℃）、避光等，需要按具体要求执行。

参考文献：

1. WS/T 661—2020. 静脉血液标本采集指南.

2. Young D S. 2009. 分析前因素对临床检验结果影响. 3版. 李艳等译. 北京: 人民军医出版社.

3. 检验医学网. 2012. 医学检验标本采集原则. http://www.360doc.com/content/17/0708/16/13320289_669850739.shtml [2021-2-24].

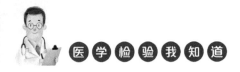

检验中阶段可能影响结果的因素

检测前需评估标本质量，对于不合格标本实验室应通知临床重新采集，如果必须检测，需要对异常的标本进行记录，检验报告中要说明。比如，有溶血、脂血的标本；检测乳酸时，要首选抽动脉血，如使用静脉血检测需在不绑扎止血带的情况下采血，或穿刺成功后松开止血带待血液流动至少 2 分钟后采血。如果不了解这些差别，或忽视了信息沟通，则有可能导致误判。

检验中的影响因素也很多，这些需要检验人员控制。每一种用于临床的检测项目都在实验室内进行了很好的研究和标准化，加上检测设备自动化和智能化程度的不断提高，以及实验室质量管理体系的建立，测量阶段的准确度已经得到了很好的保证。

图 8-2 列举了检验中主要影响结果的因素。医学实验室将通过严格的

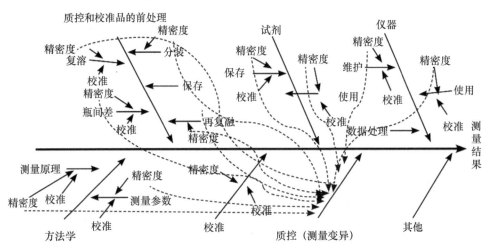

图 8-2　检验中主要影响结果的因素

室内质控和室间质评保证测量结果的质量。

　　室内质控是为了监测和评价本实验室工作质量，以决定常规检验报告能否发出所采取的一系列控制手段，对人员、设备、材料、方法、检测环境等都有明确的标准，并保证他们的状态符合规定的要求。我国对医学实验室的质控有明确的标准，如：WS/T 641—2018《临床检验定量测定室内质量控制》，并对医院进行监督检查（图 8-3）。

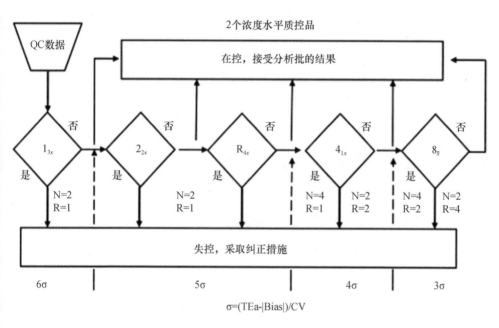

图 8-3　2 个浓度水平质控品的西格玛规则

N 代表每批质控测定结果个数，R 代表批数

图片来源：WS/T 641—2018. 临床检验定量测定室内质量控制

　　除了进行严格的室内质控，还需要做室间质量评价，就是定期参加管理部门组织的"水平测试"。室间质评是多家实验室分析同一标本，看看结果是否一致，很像考试。比对结果不满足要求的实验室要查找原因和进行整改。

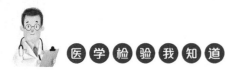

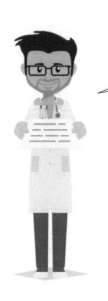

在一张检验报告单的背后，
有大量我们看不到的工作。

检验后阶段可能影响结果的因素

首先要审核患者的信息，确保患者、检测样本、结果、报告是同一个人的；其次，要进行数据分析、异常值处理、数值修约、检验结果的审核等，以保证报告的结果和解释客观、合理和没有差错。在检验前、检验环节有太多的影响因素，有些因素由于客观条件或医护的需要不能完全控制，还要同时考虑患者的临床状况和医护需求，因此，发出检验报告和结果解释需要客观和谨慎，最终的疾病诊断要由临床医生综合判断后做出，而不是仅仅依据检验报告。检验结果是诊断的依据，而不是诊断。

从检验前、检验中、检验后三个阶段总体看，检验前因素对结果的影响最大、情况最复杂、不可控因素最多。检验前阶段特别需要患者和医师、临床医师和检验医师良好沟通和共同配合。很多时候，难以实现理论状态下的检验条件，此时，需要客观记录，在结果解释时考虑其影响，避免误导。医学实践本身的规律就是存在各种不确定性，重点是要尽可能了解它们的来源和影响模式，综合考虑，控制风险。

关于患者自己如何看检验报告的问题将在下一课介绍。

个体生物学变异

人与人之间是不同的，同一个人每天也是不同的。这就产生了个体间和个体内的生物学差异问题，也自然会反映到检验结果上的差异，有些检验项目的个体生物学差异可大于 20% 或更高。个体生物学间的差异可能与基因变异有关，也与个体每天的状态有关。有项基因测试表明，一个父母都是北京人、自己也生于北京的女孩竟然有土家族、达斡尔族基因组，还有北美、老挝、泰国、韩国人的基因片段。说明人在进化过程中，已经经过了多次的种族融合，每个人的基因都是不同的。

生物参考区间的确定考虑了个体间的变异，虽然是用抽样的方法，但人类的总体变异仍是在一定范围内的，国际上也有相应的研究数据供参考。

对于个体而言，我们更应该关注自己的生物学变异情况，有些是属于生理学的变化，有些则是病理学改变。比如，很多指标在白天和晚上的差异会很大，这是生物节律造成的，假如我们在自己的生物节律不规律期间做体检，可能会出现异常结果。

检验前的患者准备十分重要，需要患者配合医生一起做好各项准备工作，这样得到的检验结果对疾病的诊断更有参考价值。对医生而言也是同理，应理解患者医学知识的缺乏，医嘱要做到位。

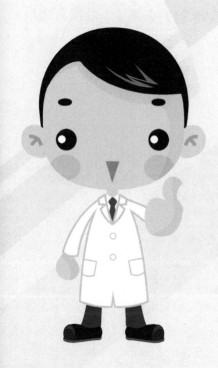

第 *9* 课

怎么看检验报告

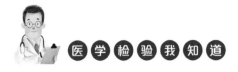

大家越来越注重健康。2020 年春节期间新型冠状病毒肺炎疫情闹得正凶，大家响应政府号召尽量不出门，正好在网上买些医学课程学习。

细菌、病毒、真菌、寄生虫、红细胞、白细胞、血小板、肝功能、肾功能……

感觉学什么，自己就得了什么病。

怕什么来什么，王医生的一个邻居小张发烧了 37.8℃，赶紧去医院检查。

拿到报告，小张赶紧看结果，啊，白细胞还不高，中招了……，小张顿时满头冷汗。赶紧给王医生打电话。

代号	项 目	结果	参考值	单位	代号	项 目	结果	参考值	单位
WBC	白细胞	7.50	3.5~9.5	10^9/L	MCHC	平均血红蛋白浓度	318	316~354	g/L
LYM%	淋巴细胞比率	27.2	20~50	%	RDW-SD	红细胞分布宽度	45.4	37~50	%
MXD%	中值细胞比率	13.7↑	3~10	%	PLT	血小板	192	125~350	10^9/L
NEUT%	中性细胞比率	59.1	40~75	%	MPV	平均血小板体积	9.6	9~13	fL
LYM#	淋巴细胞数	2.0	1.1~3.2	10^9/L	PDW	血小板分布宽度	12.7		fL
MXD#	中值细胞数	1.0↑	0.1~0.6	10^9/L	P-LCR	大型血小板比率	0.22	0.13~0.4	L/L
NEUT#	中性细胞数	4.5	1.8~6.3	10^9/L					
RBC	红细胞	4.77							
HGB	血红蛋白								
HCT	红细胞压积	0.447							
MCV	红细胞平均体积								
MCH	平均血红蛋白量	29.8							

检验报告单

※本报告仅对送检标本负责

小张：王叔，我今早发烧37.8℃，到医院检查，白细胞不高啊，我听课说，这是病毒感染了。我是不是感染新冠病毒了？

王医生：别急，你在发热门诊吗？发烧的原因很多，白细胞不高也不一定是病毒感染啊，要根据你的各种指标综合判断才行。

　　根据传染病暴发流行期间的规定，小张被隔离观察了（正常情况下是不用隔离的）。

　　3 天后，小张给王医生打电话："王叔，我退烧了。医生当时看了我的检验报告，说尿常规结果发现白细胞、红细胞增高，估计是尿路感染了，吃了 3 天抗生素，现在退烧了。病毒核酸检测也是阴性。医生要我居家隔离 14 天，每天要报体温，继续服药 1 周"。

　　机体是一个复杂的系统。发热，往往是身体里有异常的外来物或机体自身的物质，机体启动了防御机制引起的，还有一些生理性、心理性因素也可引起发热，原因很多，一定要综合判断。

作为患者，怎么看检验报告呢？

　　　　我们不建议患者自己根据检验报告，进行自我诊断。当然，对于慢性病的一些自我监测指标，患者可以根据医生的指导进行观察和记录，比如，血压、血糖、尿酸等，但是要记住，一旦出现了超过控制范围的情况，应及时和医生联系。在医院做的检验，医生会给出解释和判断。

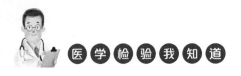

　　大众可以从网络或书籍中获得许多医疗知识，但未进行过系统的医学教育，不能分辨知识的可用性、不知道知识的变化、不会综合理解和运用这些知识，因此，仅根据碎片化的知识判断是很危险的，也给自己带来了额外的心理压力，十分不可取。

　　医生会运用医学理论、知识和经验，综合分析患者主诉、现病史、既往史、个人史、家族史、体格检查、实验室检查或影像学检查提供的信息，对疾病做出诊断和鉴别诊断，制定合理的治疗方案。即使这样，医生的误诊也很常见，包括行医一辈子的老医生和医学权威，都不敢说自己的诊断可以万无一失呢。

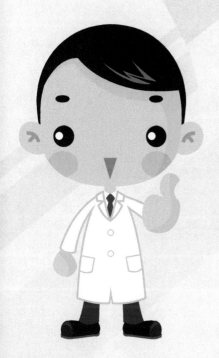

后　记

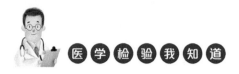

关于医学检验的共 9 课内容现在介绍完了，希望您对"化验"有了新的认识。我们想再与您共享"写在前面"的一段话：医学是发展迅速的学科，也是不确定性强的学科。任何诊断和医学措施均是动态和基于个体特征的，所以，本书提供的内容是为了帮助读者阅读和理解医学检验，并不一定适用于每个个体，本书秉持的宗旨是提供一种对事物的认知模式。

我们衷心希望能得到您的意见和建议反馈，把科普工作做得更好，大家一起关注健康、关爱生命。

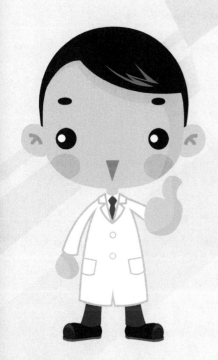

附录 *1*

甲状腺功能及糖尿
病检验套餐和项目

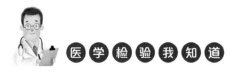

附表 1-1 和附表 1-2 是甲状腺功能及糖尿病检验的常见套餐和项目，内容仅供参考。

附表 1-1　甲状腺功能检验套餐和项目

套餐和项目	用途：临床意义
甲功三项（T_3、T_4、hTSH）	判断甲状腺功能、鉴别免疫性疾病
游离甲功三项（FT_3、FT_4、hTSI）	主要用于原发和继发性甲减及甲亢诊断
甲功七项（FT_3、FT_4、hTSI、$TGAb$、T_3、T_4、TPOAb）	判断甲状腺功能、鉴别免疫性疾病
甲状腺自身抗体三项（TGAb、TPOAb、TRAb）	用于诊断自身免疫性疾病，甲状腺疾病的治疗监测
三碘甲状腺原氨酸（T_3）	判断甲状腺功能，受血浆蛋白影响
甲状腺素（T_4）	判断甲状腺功能，易受血浆蛋白影响
游离 T_3（FT_3）	与 TT_3（总 T_3）基本相同，但更为灵敏，测定值不受甲状腺结合球蛋白影响；在甲亢症状不明显的亚临床甲亢患者中，TT_3 可在正常范围，但 FT_3 多已升高
游离 T_4（FT_4）	与 TT_4 基本相同，但更为灵敏，测定值不受甲状腺结合球蛋白影响
超敏促甲状腺素（hTSH）	升高：甲减、慢性淋巴细胞性甲状腺炎、地方性甲状腺肿、某些甲状腺激素腺瘤；降低：甲亢、肢端肥大症、库欣综合征
反 T_3（RT_3）	主要用于原发和继发性甲减及甲亢诊断
甲状腺球蛋白抗体（TGAb）	升高：慢性淋巴细胞性甲状腺炎、Graves 病、甲减
甲状腺微粒体抗体（TMAb）	升高：自身免疫性甲状腺疾病、慢性淋巴细胞性甲状腺炎；甲亢、甲减亦可升高
抗甲状腺过氧化物酶抗体（TPOAb）	升高：自身免疫性甲状腺炎、慢性淋巴细胞性甲状腺炎、甲减、亚急性甲状腺炎、甲状腺癌等
甲状腺球蛋白（TG）	甲状腺功能减退症、结缔组织病、家族性甲状腺结合球蛋白增多症等的鉴别
甲状腺结合球蛋白（TBG）	见于桥本甲状腺炎，甲状腺癌术后转移，甲亢、甲减

来源：体外诊断学院．全套检验科常见开展项目、检测套餐及其临床意义大全！https://mp.weixin.qq.com/s/tLltpMbAo_spCCwsuYhv_w [2021-2-24]．

附表 1-2　糖尿病检验套餐和项目

套餐和项目	用途：临床意义
血糖（Glu）	糖尿病诊断
糖化血红蛋白（HbA1c）	反映患者 2～3 个月内的平均血糖水平，糖尿病疗效观察
糖尿病三项（INS，C-P，INS-Ab）	糖尿病诊断、治疗及监测
糖尿病自身抗体三项（IAA，ICA，GAD-Ab）	辅助早期诊断 1 型糖尿病，糖尿病类型辅助鉴别
胰岛素（INS）	糖尿病分类，预防糖尿病，评估 β 细胞活性，胰岛素抵抗等
C- 肽（C-P）	糖尿病分类，预防糖尿病，评估 β 细胞活性，监测胰腺手术疗效，不受外来胰岛素影响
胰岛素抗体（INS-Ab）	糖尿病治疗及监测
抗胰岛素自身抗体定性（IAA）	辅助早期诊断 1 型糖尿病，糖尿病类型辅助鉴别
胰岛细胞抗体（ICA）	辅助早期诊断 1 型糖尿病，糖尿病类型辅助鉴别
谷氨酸脱羧酶抗体（GAD-Ab）	辅助早期诊断 1 型糖尿病，糖尿病类型辅助鉴别

来源：体外诊断学院. 全套检验科常见开展项目、检测套餐及其临床意义大全！https://mp.weixin.qq.com/s/tLltpMbAo_spCCwsuYhv_w [2021-2-24].

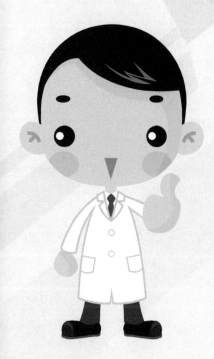

附录 2

常见特异性诊断
指标的临床意义

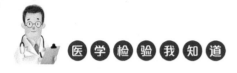

1. 血红蛋白（hemoglobin，Hb）

除生理性变化外，降低见于贫血，升高见于原发性或继发性红细胞增多症。

2. 红细胞（red blood cell，RBC）计数

除生理性变化外，降低见于贫血，升高见于原发性或继发性红细胞增多症。

3. 葡萄糖 -6- 磷酸脱氢酶（glucose-6-phosphate dehydro-genase，G-6-PD）

缺乏或减少见于 G-6-PD 缺乏症、蚕豆病等。

4. 转铁蛋白（transferrin，Tf）

除生理因素外，升高见于缺铁性贫血。

5. 叶酸（folic acid）

降低见于叶酸缺乏引起的巨幼细胞性贫血。

6. 维生素 B_{12}（vitamin B_{12}）

降低见于巨幼细胞性贫血。

7. 凝血因子 VIII（coagulation factor VIII）

降低主要见于血友病 A。

8. 尿胆红素（bilirubin，Bil）

阳性见于肝实质性及阻塞性黄疸。

9. 尿白细胞（white blood cell，WBC）

增多见于泌尿系统感染。

10. 尿红细胞管型（red blood cell cast）

常见于急性肾小球肾炎等。

11. 尿白细胞管型（white blood cell cast）

常见于急性肾盂肾炎等。

12. 粪便白细胞和巨噬细胞（macrophage）

增多见于肠炎，如小肠炎、结肠炎、过敏性肠炎、细菌性痢疾等。

13. 白带滴虫（leucorrhea trichomonad）

阳性见于滴虫性阴道炎。

14. 白带真菌（leucorrhea fungus）

阳性见于真菌性阴道炎。

15. 血清 α_1- 微球蛋白（α_1-microglobulin，α_1-MG）

升高见于近端肾小管损伤，降低见于严重肝功能损害导致合成减少。

16. 尿 α_1- 微球蛋白（α_1-microglobulin，α_1-MG）

升高见于近端肾小管损伤，降低见于严重肝功能损害导致合成减少。

17. 尿白蛋白（albumin，Alb）

阳性见于肾小球基底膜受损。

18. 尿视黄醇结合蛋白（retinol-binding protein，RBP）

升高见于近端肾小管损伤或功能异常。

19. 糖化血红蛋白（glycosylated hemoglobin，GHb）

反映过去 2～3 月平均血糖水平。

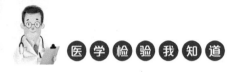

20. 糖化血清蛋白（glycated serum protein，GSP）

反映过去 2～3 周平均血糖水平。

21. 血铅（lead）

血铅升高见于铅中毒。

22. 血清丙氨酸氨基转移酶（alanine aminotransferase，ALT）

血清 ALT 是反映肝损伤的灵敏指标，升高主要见于各种急性肝损伤（如急性传染性肝炎、药物或酒精性肝中毒），慢性肝炎、脂肪肝、肝硬化、肝癌、肝淤血等也可见 ALT 升高。

23. 血清天冬氨酸氨基转移酶（aspartate aminotransferase，AST）

血清 AST 主要用于肝脏疾病的实验诊断，急性肝损伤时 AST 升高，慢性肝炎、肝硬化、肝癌等情况时 AST 升高明显。

24. 血清单胺氧化酶（monoamine oxidase，MAO）

血清 MAO 测定主要用于肝纤维化的实验诊断，肝硬化时常见血清MAO 升高。

25. 血清 5'- 核苷酸酶（5'-nucletidase，5'-NT）

血清 5'-NT 增高主要见于肝胆系统疾病，如阻塞性黄疸、原发性及继发性肝癌等。

26. 尿 β-N- 乙酰氨基葡萄糖苷酶（β-N-acetyl glucosami-nidase，NAG）

尿 NAG 升高主要见于肾小管损伤。

27. 血清胆红素（bilirubin，Bil）

血清总胆红素 > 17.1μmol/L 为黄疸。

28. 血清总胆汁酸（total bile acid，TBA）

血清总胆汁酸反映肝细胞合成、摄取和排泌功能。除生理性变化外，肝细胞损伤性疾病（如急性肝炎、慢性活动性肝炎、酒精肝、中毒性肝病、肝硬化、肝癌等）、肝内外胆管阻塞性疾病（如胆道阻塞、新生儿胆汁淤积、妊娠性胆汁淤积、胆石症、胆道肿瘤等）时，血清总胆汁酸升高。

29. 血清肌酐（creatinine，Cr）

血清肌酐升高见于各种原因引起的肾小球滤过功能减退。

30. 胱抑素 C（cystatin C，CysC）

血清 CysC 升高见于肾小球滤过功能受损，尿 CysC 升高见于肾小管损伤。

31. 血清尿酸（uric acid，UA）

血清尿酸升高主要见于痛风。

32. 血清总胆固醇（total cholesterol，TC）

血清总胆固醇升高为高脂血症。

33. 血清三酰甘油（triacylglycerol，TG）

血清三酰甘油升高为高脂血症。

34. 血清低密度脂蛋白（low density lipoprotein，LDL）

血清低密度脂蛋白升高见于高脂血症。

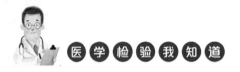

35. 血气分析（arterial blood gas analysis，ABG）

氧分压（PO_2）低于 7.31kPa（55mmHg）表示有呼吸衰竭；二氧化碳分压（PCO_2）超出或低于参考区间为高或低碳酸血症；实际碳酸氢盐（AB）和标准碳酸氢盐（SB）都低为代谢性酸中毒失代偿，两者都高为代谢性碱中毒失代偿，AB＞SB 为呼吸性酸中毒，AB＜SB 为呼吸性碱中毒；碱剩余（BE）正值增加提示代谢性碱中毒，BE 负值增加提示代谢性酸中毒。

36. 促黄体素（luteinizing hormone，LH）

LH 是判断下丘脑 - 垂体 - 性腺功能的指标，用于检测女性排卵功能。

37. 卵泡刺激素（follicle-stimulating hormone，FSH）

FSH 与 LH 共同判断下丘脑 - 垂体 - 性腺功能。

38. 促甲状腺激素（thyroid-stimulating hormone，TSH）

甲状腺功能减退时 TSH 升高，甲状腺功能亢进时 TSH 降低。

39. 三碘甲状腺原氨酸（triiodothyronine，T_3）

甲状腺功能亢进时 T_3 显著升高，甲状腺功能减退时 T_3 降低。

40. 甲状腺素（thyroxine，T_4）

甲状腺功能亢进时 T_4 显著升高，甲状腺功能减退时 T_4 降低。

41. 游离三碘甲状腺原氨酸（free triiodothyronine，FT_3）

甲状腺功能亢进时 FT_3 显著升高，甲状腺功能减退时 FT_3 降低。

42. 游离甲状腺素（free thyroxine，FT_4）

甲状腺功能亢进时 FT_4 显著升高，甲状腺功能减退时 FT_4 降低。

43. 促甲状腺激素受体抗体（thyroid stimulating hormone receptor antibody，TRAb）

自身免疫性甲亢时 TRAb 升高。

44. 孕酮（progesterone，PG）

孕酮水平与黄体的发育和萎缩有关，监测孕酮可监测排卵及黄体期评估。

45. 胰岛素（insulin，InS）

1 型糖尿病患者胰岛素水平低。

46. 皮质醇（cortisol，Cort）

用于诊断下丘脑 - 垂体 - 肾上腺功能是否正常，库欣综合征（Cushing's syndrome）患者皮质醇含量明显增高，艾迪生病（Addison's disease）患者皮质醇浓度明显降低。

47. 心肌肌钙蛋白（cardiac troponin，cTn）

cTn 升高（cTnT 或 cTnI）提示心肌损伤。

48. 抗甲型肝炎病毒 IgM 类抗体（抗 -HAV IgM）

抗 -HAV IgM 是诊断甲型肝炎早期感染的指标。

49. 抗甲型肝炎病毒 IgG 类抗体（抗 -HAV IgG）

抗 -HAV IgG 是甲型肝炎既往感染的指标，或有 HAV 疫苗接种史。

50. 乙型肝炎病毒（hepatitis B virus，HBV）

免疫检测指标：①乙肝表面抗原（hepatitis B surface antigen，HBsAg），

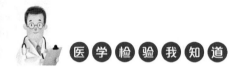

②乙肝表面抗体（hepatitis B surface antibody，HBsAb），③乙肝 e 抗原（hepatitis B e antigen，HBeAg），④乙肝 e 抗体（hepatitis B e antibody，HBeAb），⑤乙肝核心抗体（hepatitis B core antibody，HBcAb）

①②③④⑤全阴性，为未感染或未接种过乙肝疫苗的正常人群；①③④⑤阴性②阳性，为接种乙肝疫苗后产生抗体的正常人群；①阳性②③④⑤阴性，为乙肝病毒携带者；①③⑤阳性，乙肝大三阳，是乙肝具有强传染性的标志；①④⑤阳性，乙肝小三阳，为乙肝病毒感染趋向恢复或慢性乙肝病毒携带者。

51. 抗丙型肝炎病毒 IgG 抗体（抗 -HCV IgG）

抗 -HCV IgG 阳性提示丙肝病毒感染。

52. 抗丁型肝炎病毒 IgM 类抗体（抗 -HDV IgM）

抗 -HDV IgM 是诊断丁型肝炎早期感染的指标。

53. 抗丁型肝炎病毒 IgG 类抗体（抗 -HDV IgG）

抗 -HDV IgG 是丁型肝炎慢性感染的指标。

54. 抗戊型肝炎病毒 IgM 类抗体（抗 -HEV IgM）

抗 -HEV IgM 是诊断戊型肝炎早期感染的指标。

55. 抗戊型肝炎病毒 IgG 类抗体（抗 -HEV IgG）

抗 -HEV IgG 是戊型肝炎既往感染或注射戊肝疫苗有效的指标。

56. 抗人类免疫缺陷病毒（HIV）抗体（抗 -HIV 抗体）

抗 -HIV 抗体阳性，说明受检者感染了 HIV。

57. 抗梅毒螺旋体（TP）特异性抗体（抗 -TP 抗体）

抗 -TP 抗体阳性说明正在感染或既往感染。

58. 抗幽门螺杆菌（Hp）抗体（抗 -Hp 抗体）

抗 Hp 抗体阳性表明有 Hp 感染。

59. 抗双链 DNA 抗体（抗 -dsDNA 抗体）

抗 -dsDNA 抗体是系统性红斑狼疮（SLE）的特征性抗体，诊断特异性高达 95%，阳性可考虑 SLE 可能性。

60. 抗系统性红斑狼疮抗体（anti-systemic lupus erythematosus antibody，抗 -Sm 抗体）

抗 -Sm 抗体对 SLE 诊断有高度特异性，是 SLE 标志性抗体。

61. 抗核小体抗体（anti-nucleosome antibody，AnuA）

AnuA 是 SLE 标志性抗体，诊断特异性高达 97% ～ 99%，SLE 活动期显著升高。

62. 抗环瓜氨酸肽抗体（anti-cyclic citrullinated peptide antibody，抗 -CCP 抗体）

抗 -CCP 抗体阳性见于类风湿性关节炎。

63. 抗 Jo-1 抗体

抗 Jo-1 抗体升高见于多发性肌炎或皮肌炎。

64. 抗 Scl-70 抗体

抗 Scl-70 抗体升高见于进行性系统性硬化症。

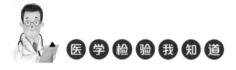

65. 抗促甲状腺素受体抗体（anti-thyroid stimulating hormone receptor antibody，抗 –TRAb）

抗 -TRAb 升高见于 Graves 病。

66. CYFRA21-1

CYFRA21-1 显著升高见于非小细胞肺癌。

67. 微生物（microorganism）

某种微生物检测结果阳性，提示为该种微生物感染。

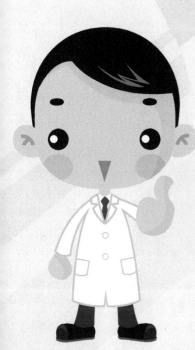

附录 3

常见非特异性指标的
临床意义

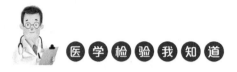

1. 白细胞计数

除生理性变化外，降低见于感染性疾病（革兰阴性杆菌、某些原虫、某些病毒感染等）、血液病（如再生障碍性贫血、急性粒细胞缺乏症等）、自身免疫性疾病（如系统性红斑狼疮、艾滋病等）、脾功能亢进、肿瘤化疗等。升高见于急性化脓性感染、组织损伤、白血病等。

2. 血小板计数

除生理性变化外，降低见于血小板生成障碍（如再生障碍性贫血、急性白血病、骨纤维化等）、血小板破坏增多（如原发性血小板减少性紫癜、脾功能亢进等）、血小板消耗过多（弥散性血管内凝血、血栓性血小板减少性紫癜等）。升高见于骨髓增生异常综合征、原发性血小板增多症、慢性粒细胞性白血病、真性红细胞增多症等。

3. 网织红细胞

降低见于骨髓增生抑制、再生障碍性贫血和纯红细胞再生障碍。升高见于骨髓造血功能旺盛，如各类增生性贫血、溶血性贫血、巨幼细胞性贫血、缺铁性贫血等。

4. 红细胞沉降率

除生理因素外，沉降率增快见于炎症性疾病、组织损伤和坏死、恶性肿瘤、高球蛋白血症（多发性骨髓瘤、肝硬化、巨球蛋白血症等）、贫血。沉降率减慢见于红细胞增多症、球形细胞增多症、纤维蛋白原缺乏症等。

5. 血浆凝血酶原时间

延长见于先天性凝血因子Ⅱ、Ⅴ、Ⅶ、Ⅹ缺乏症，低或无纤维蛋白原血症，弥散性血管内凝血，原发性纤溶症，维生素K缺乏症，口服抗凝剂等。缩短见于先天性凝血因子 V 增多症、口服避孕药、弥散性血管内凝血高凝血期、血栓性疾病（如心肌梗死、肺栓塞、深静脉血栓等）等。

6. 活化部分凝血活酶时间

延长见于血友病 A、血友病 B、凝血因子 XI 和 XII 缺乏症、严重肝脏疾病、阻塞性黄疸、口服抗凝剂、纤维蛋白原缺乏症、继发性弥散性血管内凝血等。缩短见于弥散性血管内凝血高凝血期、凝血因子活性增强、血栓性疾病（如心肌梗死、肺栓塞、深静脉血栓等）等。

7. 凝血因子 IX

减低主要见于血友病 B，其次见于肝脏疾病、维生素 K 缺乏症、弥散性血管内凝血、口服抗凝剂等。

8. 尿蛋白

阳性见于蛋白尿，可为生理性，也可为病理性，病理性包括肾前性蛋白尿（如免疫球蛋白重链和轻链分泌、肌红蛋白尿、血红蛋白尿等）、肾性蛋白尿（如 IgA 肾病、肾毒性药物所致小分子蛋白尿和进展性肾病等）和肾后性蛋白尿（如尿路感染、前列腺或膀胱疾病、阴道分泌物污染等）。

9. 尿葡萄糖

阳性见于糖尿病、肾性糖尿病、甲状腺功能亢进症等。

10. 尿酮体

阳性见于妊娠剧吐、长期饥饿、营养不良、剧烈运动后。严重未治疗的糖尿病酸中毒患者，酮体可呈强阳性。

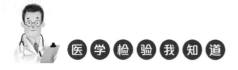

11. 尿隐血

阳性见于尿液中有红细胞（如肾小球肾炎、尿路结石、泌尿系统肿瘤、感染等）、血红蛋白尿（如血型不合输血、阵发性睡眠性血红蛋白尿、急性溶血性疾病等）等。

12. 尿妊娠试验

阳性见于妊娠、妊娠相关疾病和肿瘤、过期流产或不完全流产等。

13. 尿红细胞

增多见于肾小球肾炎、泌尿系统结石等。

14. 粪便隐血试验

阳性见于消化道出血（如消化道溃疡、恶性肿瘤等）、痔疮等。

15. 血钾

血钾升高见于肾功能障碍导致排钾减少；输血事故、重度溶血反应或组织大量破坏使细胞内钾大量释放出来；组织低氧，如急性哮喘发作、急性肺炎、呼吸障碍等；皮质功能减退；含钾药物及潴钾利尿药的过度使用，如注射大剂量青霉素钾等。血钾降低见于钾进食量不足；钾丢失过多，如呕吐、腹泻等；肾脏疾病，如急性肾衰竭多尿期，尿排出大量电解质；皮质功能亢进；长期使用皮质激素，且未同时补钾。

16. 尿钾

尿钾增加见于皮质功能亢进；使用利尿药后排钾增加；碱中毒使尿钾排出增加。尿钾降低见于皮质功能减退；酸中毒使尿钾排出减少。

17. 血钠

血钠升高见于严重脱水症、尿崩症等。血钠降低见于呕吐、腹泻等胃肠道钠流失，肾炎，慢性肾功能不全等。

18. 尿钠

尿钠升高见于严重的肾盂肾炎、急性肾小管坏死、肾病综合征、肾衰竭、碱中毒，以及摄入咖啡因、利尿剂等药物。尿钠降低见于进食含钠过少的食物、库欣综合征、原发性醛固酮增多症、慢性肾衰竭晚期、腹泻、吸收不良，以及摄入皮质类固醇、肾上腺素等药物。

19. 血清氯化物

血清氯化物升高常见于高钠血症、失水大于失盐、高氯血症代谢酸中毒、过量注射生理盐水等。降低常见于氯化钠的异常丢失或摄入减少，如严重呕吐、腹泻等原因导致的胃液、胰液或胆汁大量丢失，长期限制氯化钠的摄入，艾迪生病，抗利尿激素分泌增多的稀释性低钠、低氯血症。

20. 尿氯化物

尿氯化物升高见于严重的肾盂肾炎、急性肾小管坏死、肾病综合征、肾衰竭、碱中毒，以及摄入咖啡因、利尿剂等药物。尿氯化物降低见于进食含钠过少的食物、库欣综合征、原发性醛固酮增多症、慢性肾衰竭晚期、腹泻、吸收不良，以及摄入皮质类固醇、肾上腺素等药物。

21. 脑脊液氯化物

脑脊液氯化物降低见于低氯血症，如呕吐、脱水、肺炎球菌肺炎、细菌性或真菌性脑膜炎。增加主要见于尿毒症和慢性肾炎，病毒性脑炎、脑脓肿、神经梅毒时含量可正常或稍高。

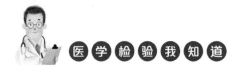

22. 血钙

血清钙增高见于甲状旁腺功能亢进症、多发性骨髓瘤、结节病、大量应用维生素 D 治疗引起肠道过量吸收钙。降低见于婴儿手足抽搐症、维生素 D 缺乏症、引起血清蛋白减少的疾病（恶性肿瘤、严重肝病等），伴高血磷见于甲状旁腺功能减退症（甲状旁腺分泌不足）和慢性肾衰竭，伴血磷正常或偏低见于佝偻病、骨软化症。

23. 血磷

血磷增高见于甲状旁腺功能减退症；肾功能不全或衰竭、尿毒症或肾炎晚期，磷酸盐排出障碍使血清磷滞留；维生素 D 过多，促进肠道钙磷吸收，血清钙磷升高；多发性骨髓瘤、骨质疏松、骨转移瘤、骨折愈合期。降低见于甲状旁腺功能亢进症；佝偻病或软骨病伴有继发性甲状旁腺增生症，尿磷排泄增多导致血磷降低；糖利用增加，连续静脉输入葡萄糖并同时输入胰岛素，或胰腺瘤伴有胰岛素过多症，使糖利用增加，消耗大量无机磷酸盐；肾小管变性病变，使肾小管重吸收磷障碍，血磷偏低；乳糜泻时肠内大量脂肪存在，抑制磷吸收。

24. 尿磷

尿磷增加见于甲状旁腺功能亢进症、代谢性酸中毒、痛风、软骨病、肾小管疾病、抗维生素 D 佝偻病、甲状腺功能亢进症等。尿磷减少见于甲状旁腺功能减退症、佝偻病、肾功能不全、维生素 D 缺乏时摄取高钙膳食、妊娠、哺乳期的妇女。

25. 血清镁

血清镁增高见于肾脏疾病，如急性或慢性肾衰竭；内分泌疾病，如甲状腺功能减退症、甲状旁腺功能减退症、艾迪生病和糖尿病昏迷；多发性骨髓瘤、严重脱水症等。降低见于镁由消化道丢失，如长期禁食、吸收不良或长期丢失胃肠液者（如：慢性腹泻、吸收不良综合征、长期吸引胃液者）；镁由尿路丢失，如慢性肾炎多尿期或长期用利尿药治疗者；内分泌疾病，如甲状腺功能亢进症、甲状旁腺功能亢进症、糖尿病酸中毒、醛固酮增多症等，及长期使用皮质激素治疗。

26. 血清铁

血清铁增高见于红细胞破坏增多时，如溶血性贫血；红细胞的再生或成熟障碍，如再生障碍性贫血、巨幼红细胞性贫血；铅中毒时铁利用率过低；维生素 B_6 缺乏引起造血功能减退时。降低见于机体摄取不足，如营养不良、胃肠道病变、消化性溃疡、慢性腹泻等；机体铁流失增加，如失血；体内铁的需要增加又未及时补充，如妊娠、婴儿生长期等；体内贮存铁释放减少，如急性和慢性感染、尿毒症等；某些药物治疗，如促肾上腺皮质激素、大剂量阿司匹林等；生理性降低，如妇女月经期、妊娠期、婴儿生长期等。

27. 血清铜

血清铜增高见于口服避孕药、雌激素治疗、霍奇金病、白血病、巨幼红细胞性贫血、再生障碍性贫血、色素沉着病、风湿热、珠蛋白生成障碍性贫血等。降低见于 Wilson 病（肝豆状核变性）、烧伤患者、蛋白质缺乏型营养不良及慢性局部缺血性心脏病等。

28. 血清锌

血清锌降低见于急性组织烧伤、酒精中毒性肝硬化、肺癌、心肌梗死、慢性感染、营养不良、恶性贫血、胃肠吸收障碍、妊娠、肾病综合征等。升高见于甲状腺功能亢进症、垂体及肾上腺皮质功能减退症、真

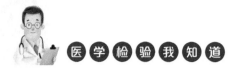

性红细胞增多症、嗜酸性粒细胞增多症、高血压患者，或工业污染引起的急性锌中毒。

29. 血清总蛋白

除血清总蛋白相对增高或降低外，病理性增高多见于多发性骨髓瘤、巨球蛋白血症等。降低多见于营养不良（长期食物中蛋白质不足或慢性肠道疾病所致吸收不良等）、消耗增加（严重结核病、甲状腺功能亢进症、恶性肿瘤等）、合成障碍（严重肝功能损伤等）、大量丢失（肾病综合征、严重烧伤、大出血、溃疡性结肠炎等）。

30. 血清白蛋白

除血清白蛋白相对增高或降低外，病理性降低多见于营养不良（长期食物中蛋白质不足或慢性肠道疾病所致吸收不良等）、消耗增加（严重结核病、甲状腺功能亢进症、恶性肿瘤等）、合成障碍（严重肝功能损伤等）、大量丢失（肾病综合征、严重烧伤、大出血、溃疡性结肠炎等）。

31. 血清转铁蛋白

升高见于缺铁性贫血。降低见于急性时相反应（如炎症、肿瘤等）、营养不良、合成障碍（如慢性肝脏疾病）、大量丢失（如肾病综合征）。

32. 血清铁蛋白

降低主要见于缺铁性贫血。升高见于肝脏疾病、输血引起的铁负荷过度、急性感染、铁粒幼细胞贫血、甲状腺功能亢进症、恶性肿瘤（如肝癌、乳腺癌、肺癌、胰腺癌、白血病、淋巴瘤等）。

33. 血清铜蓝蛋白

减少见于 Wilson 病（肝豆状核变性）、营养性铜缺乏症、Menkes 病

（遗传性铜吸收不良）、营养不良、合成障碍（如严重肝脏疾病）、大量丢失（如肾病综合征）。升高见于急性时相反应（如妊娠、感染、肿瘤、胆道阻塞性疾病等）。

34. 血清视黄醇结合蛋白

升高见于近端肾小管损伤。降低见于维生素 A 缺乏症、肝病、甲状旁腺功能亢进症、吸收不良综合征等。

35. 血糖

除生理性变化外，病理性升高主要见于糖尿病、内分泌疾病（如甲状腺功能亢进症、嗜铬细胞瘤、皮质醇增多症等）、胰腺疾病、严重肝病等。降低主要见于胰岛素分泌过多（如胰岛 β 细胞瘤、胰岛素瘤等）和升高血糖的激素分泌不足（如胰高血糖素、肾上腺素、生长激素等）。

36. 血清碱性磷酸酶

主要用于肝胆疾病和骨骼代谢相关疾病的实验诊断，急性肝损伤时血清碱性磷酸酶轻中度升高，肝硬化、胆石症、肿瘤等引起胆汁淤积时大幅升高，肝外胆道阻塞时升高更为明显。除生理因素外，患有维生素 D 缺乏症、甲状腺功能亢进症、纤维性骨炎、骨折修复、骨肿瘤等与成骨活动相关的疾病时，血清碱性磷酸酶也大幅上升。

37. 血清 L-γ- 谷氨酰基转移酶

升高主要用于肝胆疾病的实验诊断，各种原因引起的肝脏疾病可见其升高，如：原发性或继发性肝癌、重度饮酒及长期服用某些药物（如苯巴比妥、苯妥英钠等）。

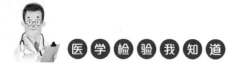

38. 血清淀粉酶

升高主要见于急性胰腺炎和腮腺炎、急性阑尾炎、肠梗阻、胰腺癌、胆石症、溃疡穿孔等。

39. 血清胆碱酯酶

主要用于肝脏合成功能的评估，各种慢性肝脏疾病时多见其降低，有机磷农药中毒时血清胆碱酯酶明显降低。

40. 血清脂肪酶

主要用于急性胰腺炎的实验诊断，急性胰腺炎时其显著升高。酗酒、慢性胰腺炎、胰腺癌、肝胆疾病等也可见血清脂肪酶升高。

41. 血清 α-L- 岩藻糖苷酶

原发性肝癌多见血清 α-L- 岩藻糖苷酶显著升高，慢性肝炎和肝硬化也可见其升高。妊娠也可导致血清 α-L- 岩藻糖苷酶升高，随妊娠周数的增加而增加，在分娩或终止妊娠后，迅速下降。

42. 血清肌酸激酶

升高主要见于骨骼肌或心肌损伤相关疾病。

43. 血浆氨

是肝性脑病的重要实验室诊断和监测指标。除生理性变化外，血浆氨升高主要见于严重肝损害（肝性脑病、肝硬化、肝癌、重症肝炎等），尿毒症、上消化道出血、肝外门脉系统分流形成也可见血浆氨升高。血浆氨降低主要见于低蛋白饮食和严重贫血等。

44. 血清尿素

除生理性变化外，其升高可见于肾前性（失水导致血液浓缩，使肾血流量减少，导致血液中尿素滞留，如剧烈呕吐、幽门梗阻、肠梗阻、长期腹泻等）、肾性（急性肾小球肾炎、肾衰竭、慢性肾盂肾炎等）和肾后性（前列腺肿大、尿路结石、尿道狭窄、膀胱肿瘤等）因素。血清尿素减少见于严重肝脏疾病。

45. 血绒毛膜促性腺激素

正常妊娠时，随着孕周增加，其逐渐升高，异位妊娠时其较同孕龄妇女显著低。葡萄胎、绒癌患者血绒毛膜促性腺激素显著升高，术后应逐渐下降，如葡萄胎清除不完全、绒毛膜上皮癌变等患者，其下降后又会继续上升。

46. 睾酮

男性体内睾酮水平降低见于生殖功能障碍、垂体功能减退症、泌乳素过高症、肝硬化、慢性肾功能不全等。男性体内睾酮水平升高可见于先天性肾上腺增生症、睾丸良性间质细胞瘤及下丘脑-垂体-睾丸轴异常等。女性体内睾酮水平上升可能提示雄激素综合征、多囊卵巢综合征、间质泡膜增殖症、先天性肾上腺增生症、卵巢肿瘤、肾上腺肿瘤、肾上腺发育不良、卵巢功能障碍或下丘脑-垂体-卵巢轴紊乱等。

47. 雌二醇

血清雌二醇升高见于肾上腺皮质增生症或肿瘤、睾丸肿瘤、卵巢肿瘤、男性乳房增生症、原发性或继发性性早熟、无排卵功能性子宫出血、多胎妊娠、肝硬化等。降低见于腺垂体功能减退症、原发性或继发性卵巢功能不足、绝经期、皮质醇增多症、葡萄胎、无脑儿、重症妊娠期高血压疾病、胎儿宫内死亡等。

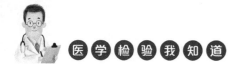

48. 降钙素

降钙素升高见于肺癌、乳腺癌等引起的异位内分泌综合征，在白血病、骨髓增生性疾病、妊娠期、恶性贫血、肾衰竭、慢性肾炎等疾病中也可见降钙素升高。

49. 血清氨基末端 -B 型利钠肽前体

升高主要见于急慢性心力衰竭、冠心病、慢性肾病等。

50. B 型利钠肽

升高见于心血管疾病（如充血性心力衰竭、急性冠脉综合征、左心室功能不全、原发性高血压）、肺部疾病（肺源性心脏病、肺栓塞）、肾病、肝病等。

51. C 反应蛋白

炎症、手术、创伤、心肌梗死、深静脉血栓、非活动风湿病、恶性肿瘤、细菌感染、病毒感染等都可导致其升高。

52. 类风湿因子

升高可见于类风湿性关节炎、干燥综合征、硬皮病、皮肌炎、混合性结缔组织病、慢性活动性肝炎、亚急性细菌性心内膜炎、系统性红斑狼疮、细菌或病毒感染。

53. 抗核抗体

升高见于系统性红斑狼疮、混合性结缔组织病、干燥综合征、进行性系统性硬化症、药物性狼疮、类风湿性关节炎、多发性肌炎、皮肌炎、慢性活动性肝炎等。

54. 抗 U1RNP 抗体

升高见于混合性结缔组织病、系统性红斑狼疮、全身性进行性硬化症、皮肌炎、类风湿性关节炎等。

55. 抗 SSA 抗体

阳性主要见于干燥综合征、系统性红斑狼疮等。

56. 抗甲状腺球蛋白抗体

阳性主要见于自身免疫性甲状腺疾病（桥本甲状腺炎、Graves 病等）、自身免疫性内分泌疾病（糖尿病、艾迪生病、恶性贫血）、甲状腺癌、非毒性甲状腺肿、系统性红斑狼疮等。

57. 抗甲状腺过氧化物酶抗体

阳性主要见于自身免疫性甲状腺疾病（桥本甲状腺炎、Graves 病等）、自身免疫性内分泌疾病（糖尿病、艾迪生病、恶性贫血）、产后甲状腺炎等。

58. 抗心磷脂抗体

升高见于抗磷脂综合征、系统性红斑狼疮、类风湿性关节炎、干燥综合征、皮肌炎、硬皮病、恶性肿瘤及某些感染性疾病（如梅毒、麻风、艾滋病、疟疾等）。

59. 抗精子抗体

升高见于不育症患者、梗阻性无精子症患者、输精管阻塞、睾丸和附睾的损伤和炎症等。

60. 抗子宫内膜抗体

升高主要见于子宫内膜异位症、反复自然流产、原因不明的不孕症、

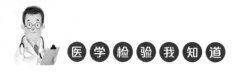

子宫肌瘤和盆腔炎等。

61. 抗卵巢抗体

升高见于卵巢功能早衰，早绝经，不孕症，卵巢损伤、感染、炎症患者等。

62. 甲胎蛋白

升高可见于原发性肝癌、内胚层分化器官的良性疾病（如酒精性肝炎、肝硬化、急性病毒性肝炎、慢性活动性肝炎、肠炎等）、胎儿疾患（如胎儿低氧症、宫内死亡、遗传缺陷、先天性神经管畸形、无脑儿、脊柱裂等）、生殖细胞瘤（精原细胞瘤或非精原细胞瘤）。

63. 癌胚抗原

升高主要见于结肠腺癌患者，其他肿瘤如胃癌、胰腺癌、小肠腺癌、肺癌、肝癌、乳腺癌、泌尿系肿瘤、卵巢黏液性囊腺瘤、子宫内膜样瘤、透明细胞癌等也会导致其增高。一些良性肿瘤、炎症和退行性疾病（如胆汁淤积、结肠息肉、慢性肝炎等）也会导致癌胚抗原轻度升高。

64. 糖类抗原 19-9

升高最常见于胰腺癌和胆管癌，也可见于结肠癌、胃癌、卵巢上皮性肿瘤、卵巢黏液性囊腺瘤、子宫内膜癌、宫颈癌等。其他一些良性疾病如慢性胰腺炎、胆石症、肝炎及肝硬化等也会导致其轻度升高。

65. 癌抗原 125

升高主要见于卵巢癌和子宫内膜癌，还可见于卵巢囊肿、卵巢化生、子宫内膜异位症、子宫肌瘤、乳腺癌、胃肠道肿瘤等，其他一些良性疾病（如胰腺炎、良性胃肠道疾病、自身免疫性疾病、肝炎等）也会导致其轻度升高。

66. 癌抗原 15-3

升高主要见于乳腺癌，也可见于肺癌、卵巢癌、结肠癌、肝癌等其他恶性肿瘤。某些良性乳腺疾病、卵巢疾病等也可导致其轻度升高。

67. 糖类抗原 242

升高主要见于胰腺癌和结直肠癌，肺癌、胃癌等也可见其升高。

68. 糖类抗原 72-4

升高主要见于胃肠腺癌，但一些良性疾病如风湿病和卵巢囊肿也会导致其升高。

69. 神经元特异烯醇化酶

升高主要见于小细胞肺癌和神经母细胞瘤，还可见于嗜铬细胞瘤、胰岛细胞瘤、甲状腺髓样癌和黑色素瘤等。

70. 前列腺特异性抗原

升高可见于前列腺癌、前列腺肥大及前列腺炎等疾病。

71. 鳞状上皮细胞癌抗原

升高可见于宫颈鳞癌、肺鳞状细胞癌、食管鳞癌、卵巢癌、子宫癌、颈部鳞状上皮细胞癌等，良性疾病如表皮过度角化的皮肤疾病、子宫内膜异位症、肺炎、肾衰竭、结核、肝炎、肝硬化等也会导致其升高。

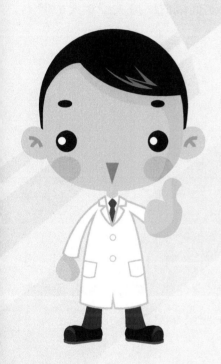

附录 4

有采样时机要求的常见检验项目

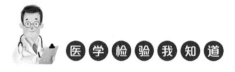

1. 血黏度

空腹至少 8 小时后采样。

2. 精液常规

采样前禁欲 2 ～ 7 天。如需多次采集标本，每次禁欲时间天数均应尽可能一致。3 个月内至少应检查 2 次，2 次间隔时间应大于 7 天，但不超过 3 周。

3. 前列腺液检查

采集标本前应禁欲 3 天。

4. 空腹血糖

空腹至少 8 小时后采样。

5. 血脂

一般清晨空腹采血，24 小时内不饮酒，采血前 24 小时内不做剧烈运动。体检者应在采血前 2 周内保持平常的饮食习惯。妊娠后期各项血脂都会增高，应在产后或终止哺乳后 3 个月空腹采血检查。

6. 尿妊娠试验

受孕后 2 ～ 6 天采集尿液检测。

7. 肌酸激酶同工酶

在急性心肌梗死后 4 ～ 6 小时升高，9 ～ 24 小时达峰值。

8. 肌钙蛋白

心肌损伤后 4 ～ 6 小时候升高，14 ～ 36 小时达高峰。

9. 淀粉酶

在急性胰腺炎发病后 2 小时开始升高，12 ～ 24 小时达高峰。

10. 脂肪酶

在急性胰腺炎发病后 4 ～ 8 小时开始升高，24 小时出现峰值。

11. 生长激素

分泌存在昼夜节律，夜间熟睡后 1 小时左右分泌最多，最好在患者熟睡后 1 ～ 1.5 小时采血。

12. 催乳素

分泌具有生物节律性，其浓度在白天逐渐下降，仅为清晨时一半，睡眠后又逐渐升高，清晨达到最高峰，应在上午 8：00 ～ 10：00 采集标本。

13. 促性腺激素

卵泡刺激素和黄体生成素均为促性腺激素，其分泌通常清晨高于下午，青春期更为明显，因此一般均在早晨 8：00 采血。

14. 促甲状腺激素

分泌存在昼夜节律，每日分泌高峰出现在清晨 2：00 ～ 4：00，低谷在下午 5：00 ～ 6：00，一般在清晨起床前采血。但新生儿出生后的前 3 天，因面对与母体截然不同的环境，处于高度应激状态，血中水平急剧升高，约 4 ～ 7 天后趋于稳定，应在出生 7 天后采血。

15. 皮质醇

皮质醇分泌存在昼夜节律，应在上午 8：00 和下午 4：00 分别采血。

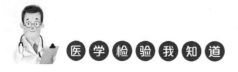

16. 醛固酮

早晨 7：00 ～ 9：00 卧位采血，或患者直立位或步行 2 小时后采血。

17. 人类免疫缺陷病毒抗体检测

感染窗口期最长为 3 个月，如果超过 3 个月体内还检测不出抗体，说明没有被感染。采样应避开窗口期。

18. 梅毒

梅毒潜伏期为 9 ～ 90 天，平均 3 周，采样应避开潜伏期。

19. 疟原虫感染

从人体感染疟原虫到发病称潜伏期，一般间日疟、卵形疟潜伏期 14 天，恶性疟潜伏期 12 天，三日疟潜伏期 30 天，采样应避开潜伏期。

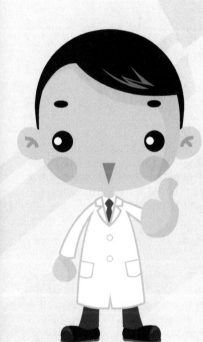

附录 *5*

推荐的急诊检验项目
和危急值项目

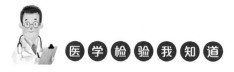

　　《急诊检验能力建设与规范中国专家共识》推荐的临检、生化、免疫、
微生物检测等急诊检验项目和设定危急值的项目见附表 5-1 和附表 5-2。

附表 5-1　推荐的急诊检验项目表

专业	推荐的急诊检验项目	根据临床需要选择的急诊检验项目
临检	全血细胞计数、尿有形成分分析、尿液干化学分析、粪便常规检查、粪便隐血试验、ABO 血型鉴定（正定型和反定型）、RhD 血型鉴定、C- 反应蛋白（CRP）、凝血酶原时间（PT）、活化部分凝血活酶时间（APTT）、凝血酶时间（TT）、血浆纤维蛋白原、纤维蛋白（原）降解产物（FDP）、血浆 D- 二聚体（D-Dimer）、尿特异人绒毛膜促性腺激素（HCG）试验、胸腹腔积液常规检查	脑脊液（CSF）常规细胞计数检查、脑脊液蛋白定性测定、支气管肺泡灌洗液（BALF）细胞计数、胃内容物常规检验等
生化	钾（K）、钠（Na）、氯（Cl）、总钙（Ca）、碳酸氢盐（HCO_3^-）/ 总二氧化碳（TCO_2）、葡萄糖（Glu）、肌酐（Cr）、尿素（Urea）、尿酸（UA）、丙氨酸氨基转移酶（ALT）、天冬氨酸氨基转移酶（AST）、γ- 谷氨酰转移酶（GGT）、总蛋白（TP）、白蛋白（Alb）、总胆红素（T-Bil）、结合胆红素（D-Bil）、非结合胆红素（I-Bil）、胆碱酯酶（ChE）、淀粉酶（AMY）、脂肪酶（LPS）、肌酸激酶（CK）、肌酸激酶 -MB 同工酶（CK-MB）、血氨、血气分析、乳酸（LA）	脑脊液生化 [脑脊液葡萄糖定量测定、脑脊液蛋白定量测定、氯（Cl）测定]、治疗药物浓度测定（茶碱、万古霉素等）、甘油三酯（TG）、总胆固醇（TC）、糖化白蛋白（GA）、糖化血红蛋白（HbA1c）、微量白蛋白（mAlb）测定等
免疫	心肌肌钙蛋白（cTn）/ 超敏心肌肌钙蛋白（hs-cTn）、肌酸激酶 -MB 同工酶质量（CK-MBmass）、N 端 -B 型钠尿肽前体（NT-proBNP）/B 型钠尿肽（BNP）、肌红蛋白（Mb）、人绒毛膜促性腺激素（HCG）、孕酮（P）、降钙素原（PCT）	白细胞介素 -6（IL-6）、血清淀粉样蛋白 A、乙型肝炎病毒表面抗原定量（HBsAg）/ 乙型肝炎病毒表面抗原定性（HBsAg）、丙型肝炎病毒抗体（Anti-HCV）、人免疫缺陷病毒抗体（Anti-HIV）试验、梅毒螺旋体抗体、抗肺炎支原体抗体（IgG、IgM 抗体）、抗甲型流感病毒抗体（IgG、IgM 抗体）/ 甲型流感病毒抗原、抗乙型流感病毒抗体（IgG、IgM 抗体）/ 乙型流感病毒抗原、抗轮状病毒抗体（IgG、IgM 抗体）、流行的传染病抗原和抗体等检测
微生物	直接涂片革兰染色镜检、无菌体液细菌培养、血液或相关体液培养等	

　　来源：中华医学会检验医学分会, 中国医师协会急诊医师分会, 中国人民解放军急救医学专业委员会. 2020. 急诊检验能力建设与规范中国专家共识. 中华急诊医学杂志, 29(1): 12-35.

附表 5-2　急诊检验危急值项目设定

推荐的危急值项目	根据临床需要选择的危急值项目
红细胞计数（RBC）、血红蛋白（Hb）、总钙（Ca）、钾（K）、葡萄糖（Glu）、肌钙蛋白 T（TnT）/ 超敏肌钙蛋白（hs-Tn）/ 肌钙蛋白 I（TnI）、血气分析（氧分压、二氧化碳分压、pH）、白细胞计数（WBC）、血小板计数、凝血酶原时间（PT）、活化部分凝血活酶时间（APTT）	红细胞比积测定（HCT）、血浆纤维蛋白原测定、血浆 D- 二聚体测定（D-Dimer）、钠（Na）、氯（Cl）、镁（Mg）、无机磷（P）、脑脊液葡萄糖定量、尿素（Urea）、肌酐（Cr）、尿酸（UA）、总胆红素（T-Bil）、肌酸激酶 -MB 同工酶质量（CK-MBmass）、肌红蛋白（Mb）、N 端 -B 型钠尿肽前体（NT-proBNP）/B 型钠尿肽（BNP）、乳酸（LA）、血氨；血液或相关体液微生物培养阳性、无菌体液细菌培养阳性、分枝杆菌罗氏培养阳性、直接涂片抗酸染色镜检阳性、产超广谱 β- 内酰胺酶定性检测阳性、血液寄生虫显微镜首次检出、幼稚细胞首次检出、无菌体液革兰氏染色阳性、法定传染病首次检出

来源：中华医学会检验医学分会, 中国医师协会急诊医师分会, 中国人民解放军急救医学专业委员会. 2020. 急诊检验能力建设与规范中国专家共识. 中华急诊医学杂志, 29(1): 12-35.